JN448700

장골의 PI 변위는 없다

-짝다리 교정을 위한 골반의 생역학적 이해

장골의 PI 변위는 없다

—짝다리 교정을 위한 골반의 생역학적 이해

지은이 조성형·김민희·김수민

1판 1쇄 인쇄 2022. 03. 05
1판 1쇄 발행 2022. 03. 10

발행처_물고기숲 • 발행인_임민수 • 등록번호_제406-2012-000004호 • 등록일자_2012. 01. 03.
• 주소_(우10323) 경기도 고양시 일산동구 위시티2로 11번길 11, 102-1001 • 전화_031)943-2090
• 팩시밀리 _031)943-2091 • 이 책의 저작권은 저작권자와의 독점계약으로 물고기숲에 있습니다. 저작권법에 의해 한국 내에서 보호를 받는 저작물이므로, 무단으로 이 책의 일부를 복사, 복제, 배포하거나 전산장치에 저장할 수 없습니다.

값은 뒤표지에 있습니다. • ISBN 978-89-98038-78-6 93510 • 카카오톡 ID_fishwood • 카카오스토리_http://story.kakao.com/fishwood • 이메일_ fishwoodbook@naver.com • 블로그_ http://blog.naver.com/fishwoodbook • 물고기숲은 독자 여러분의 의견에 귀 기울여 좋은 책을 만들겠습니다.

장골의 PI 변위는 없다

-짝다리 교정을 위한 골반의 생역학적 이해

조성형·김민희·김수민 지음

물고기숲

머리말

이 책을 작업하기 전까지 나는 천골의 고개숙임과 반대고개숙임에서 일어나는 활주 움직임이 기존 책들에서 언급했던 L자 형태의 관절면에서 횡축을 중심으로 굴곡과 신전의 움직임을 통해 발생하는 것으로 생각했고, 이러한 기존의 활주(Glide)의 정의를 당연하게 받아들이고 있었다.

하지만 함께 책 작업에 임했던 윤석희, 김민희, 김수민 선생님이 내게 던져주었던 '활주의 의미'라는 화두를 통해 기존 천골의 생역학적 움직임에 오류가 있음을 알게 되었다.

이러한 학문적 오류는 내 자신의 학문적 사대에 기초하였고, 옹졸하게도 내 지식의 창고 내에서 더이상 새로운 지식을 받아들일 수 없음을 보인 것으로 내 스스로 한심스러울 따름이다.

생소하게 들릴 수 있는 생역학 공부를 함에 있어 생역학에 대한 새로운 지식을 받아들일 여유의 공간 또한 중요하겠지만 내가 쌓아온 지식의 공간 내에서 기존의 지식을 변화시킬 수 있는 마음의 여유와 의지가 무엇보다 중요할 것이다.

이 책을 통해 비판 없이 받아들였던 무분별한 생역학적 지식과 함께 맹목적인 학문적 사대가 학문적으로·임상적으로 어떠한 오류를 발생시키게 되었는지 나와 같이 수기치료영역에서 활동하는 사람들에게 고민의 기회가 되었으면 한다.

대한통증진단학회 회장

조성형

CONTENTS

Ⅰ.
에이에스와 피아이의 의미

에이에스를 "AS", 피아이를 "PI"로 기술하기로 한다.
골반의 움직임의 설명 중 AS PI는 장골의 변위 및 천장관절에서의
천골과 장골의 움직임의 방향이다.

1장

장골의 변위로써 AS와 PI 그리고 장단족의 형성

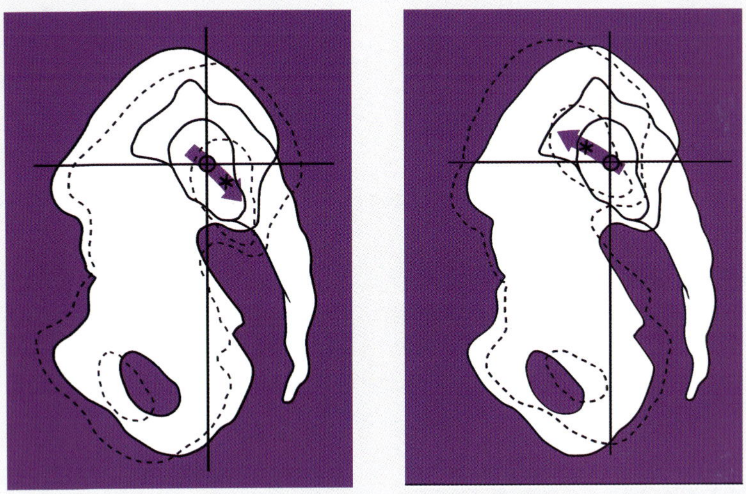

장골의 PI 변위(좌측)와 장골의 AS 변위(우측)

[그림1-1] 장골의 변위

장골의 AS 변위는 장골이 전방회전할 때 상방으로 위치가 이동하며 장골이 전상방으로 움직인 상태 또는 위치를 말한다. 장골의 PI 변위는 장골이 후방회전할 때 하방으로 위치가 이동하며 장골이 후하방으로 움직여진 상태 또는 위치를 말한다.

장골의 변위는 회전의 방향에 따라 특징적 직선 움직임을 동반한다. 또한 이 AS 및 PI 변위는 2차원적 장골의 시상면상의 변위이다.

시상면에서 장골의 전방회전을 통한 상방전위를 통해 AS 변위가 발생할 때 관골구(Acetabulum)에서의 고관절 축은 후하방의 변위가 발생한다. 고관절 관골구가 하방으로 이동하면서 장족이 발생하는 것인데, 따라서 복와위에서 편측 장골이 전방회전할 때, 장골의 AS변위로 인한 장족이 발생할 수 있다.

시상면에서 장골의 후방회전을 통한 하방전위를 통해 PI 변위가 발생할 때 관골구를 통한 고관절 축은 전상방의 변위가 발생한다. 고관절 관골구가 상방으로 이동하면서 단족이 발생한다.

위와 같이 임상에서 흔히 간편하게 사용되고 있는 골반변위의 진단기준으로써 장단족의 의의를 알아보고자 한다. 물론 골반 변위를 진단하는 기준은 다양한데, 기존의 AS PI로 서술되어오던 장골의 변위가 과연 우리 일상생활 속에서 흔히 일어날 수 있는가를 되짚어보고자 한다.

먼저 골반의 구조적 기능적 이해를 바탕으로, 실제 우리 생활 속 움직임에서의 골반 및 고관절의 움직임을 살펴보고 임상에서 진단적 의의가 있는 단서들을 알아보고자 한다.

그리고 실제 임상에서 다수에게서 관찰할 수 있는 양측 평발화 현상을 바탕으로 3차원적 골반의 움직임과 족부를 포함한 하지부, 고관절 및 골반부에 어떠한 현상이 나타날 수 있는지 생역학적으로 살펴보고자 한다.

이러한 생역학적 접근을 바탕으로 하여 임상에서 환자가 호소하는 통증의 원인을 어떻게 진단할 수 있는지, 또한 치료로써 드롭 테크닉을 어떻게 활용할 수 있는지를 제시하고자 한다.

II.
골반에 대한 이해

3차원적인 골반내 비틀림을 동반한
장골의 변위와 함께 기능적 장단족 현상을 이해하기 위해서는
골반에 대한 전반적인 이해를 필요로 한다.

2장

골반의 천장관절 기능의 통합적 모델

상하지의 교차운동이나 단일운동은 천장관절의 안정화를 통해 정상적으로 발생하게 된다.

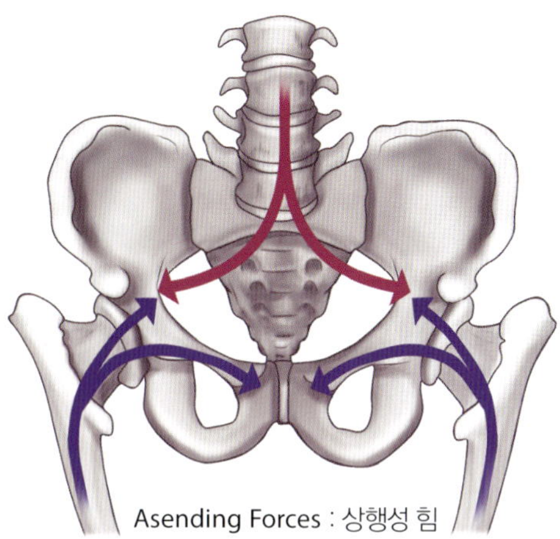

[그림2-1] 천장관절에서 힘의 전달

천장관절에서 고관절을 따라 올라가는 상행성 힘과 천골을 따라 내려가는 하행성 힘의 충돌이 발생하기 때문에 천장관절의 안정화가 필요하다.

천장관절의 기능은 관절의 허용 가동범위까지 움직임이 안정적으로 이뤄지게 하는 것이다. 만약 천장관절에서 상지와 하지에서 발생되는 힘의 전달이 실패한다면, 천장관절의 기능상실로 인한 천장관절기능부전증이 발생하고 이는 관절부위 및 주변 연부조직에 통증을 일으키게 된다.

천장관절에서의 기능적 움직임은 관절의 외적 그리고 내적 안정성을 바탕으로 발생한다. 그렇기 때문에 천장관절의 기능을 이해하기 위해서는 천장관절의 안정성에 대한 고려가 필요하다.

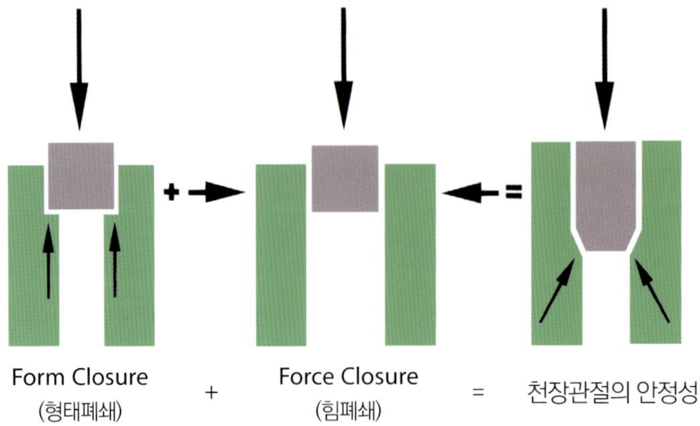

[그림2-2] 천장관절의 안정성

천장관절의 안정성은 천장관절 내부에서 정적 안정화를 위한 구조적 안정성인 형태폐쇄(Form Closure), 천장관절 외부에서 동적 안정화를 위해 관절의 압박이 발생하는 힘폐쇄(Force Closure), 그리고 허리 안정화를 위한 심부근육과 힘폐쇄를 위한 외부근육의 운동조절능력(Motor Control) 등을 통합적으로 요구한다.

따라서 천장관절의 형태폐쇄와 힘폐쇄를 통한 구조적·기능적 안정성이 통합적으로 유지된 후, 허리나 고관절을 통해 힘의 부하가 천장관절에 전달되기 전에 코어근육들의 공동활성화가 발생해야 한다.

천장관절에서 형태폐쇄, 힘폐쇄, 운동조절능력 그리고 안정적인 감정상태가 통합적으로 유지될 때, 상하지의 교차운동이나 단일운동은 통증을 유발하지 않고 정상적 움직임을 만들어낼 수 있다.

3장

천장관절의 안정화를 위한 힘폐쇄

보행이나 상하지를 통해 힘을 쓸 때, 천장관절의 힘폐쇄는 천장관절을 중심으로 연결되는 상체와 하체의 근육들의 압박을 통해 만들어지고 안정화된다.

천장관절의 힘폐쇄는 근육(힘줄)과 근막 등으로 이루어진 DLS(Deep Longitudinal Sling) 시스템, POS(Posterior Oblique Sling) 시스템, AOS(Anterior Oblique Sling) 시스템, LS(Lateral Sling) 시스템을 통해 천장관절을 압박하는 힘을 만들어내고, 보행이나 상하지를 움직일 때 골반내 비틀림을 통해 천장관절의 동적 안정화를 만든다.

보행에서 천장관절의 동적 안정장치에서 기능이상이 초래되면, 천장관절의 압박 장애로 인해 관절이 불안하게 되고, 천장관절 내부와 주변 연부조직에 생역학적 과부하를 발생시킬 수 있다. 따라서 헬스클럽이나 필라테스에서 이뤄지는 운동은 단순히 힘폐쇄만를 통한 천장관절의 동적 안정성만을 고려하는 경우가 많기 때문에 천장관절의 통합적 안정성을 위해서는 그 역할이 제한적인 경우가 많다.

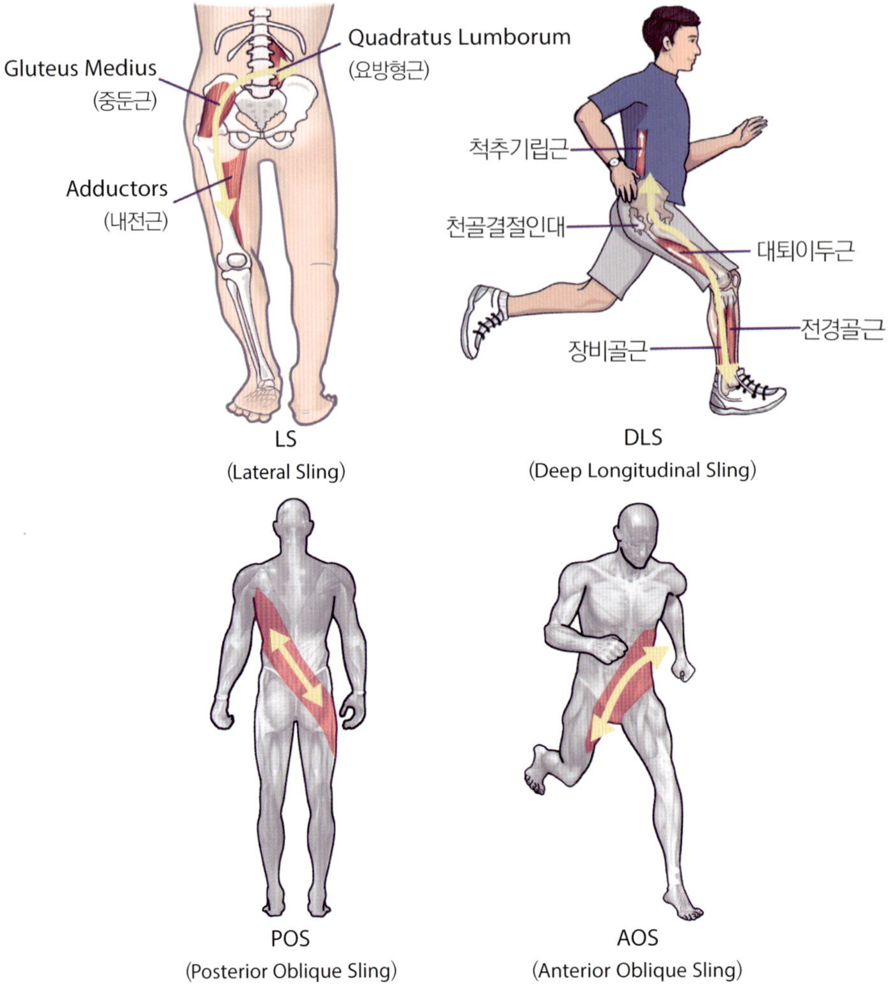

[그림3-1] 천장관절의 힘폐쇄를 위한 근육-근막-힘줄 슬링 시스템

4장

천장관절의 안정화를 위한 형태폐쇄

천장관절은 안정화를 위해 스스로 관절의 안정상태를 유지하고 형태폐쇄를 형성한다. 그리고 천장관절은 천골과 장골의 해부학적 형태와 관절을 지지하는 인대들로 이루어진 천장관절의 자가잠김기전(Self Locking Mechanism)을 바탕으로 안정화된다.

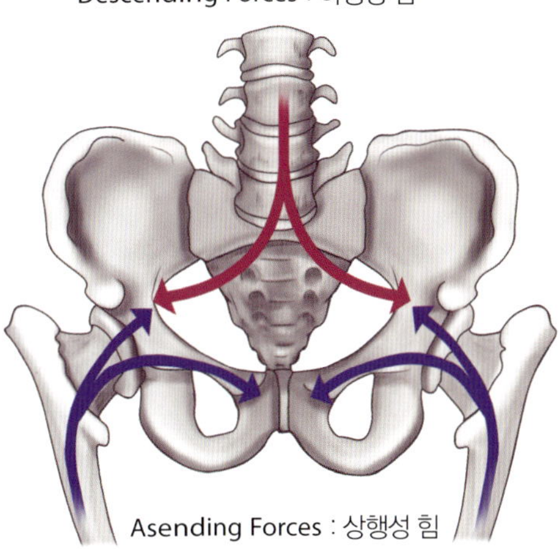

A 형태폐쇄를 통해 상행성 힘과 하행성 힘이 천장관절에서 안정화된다.

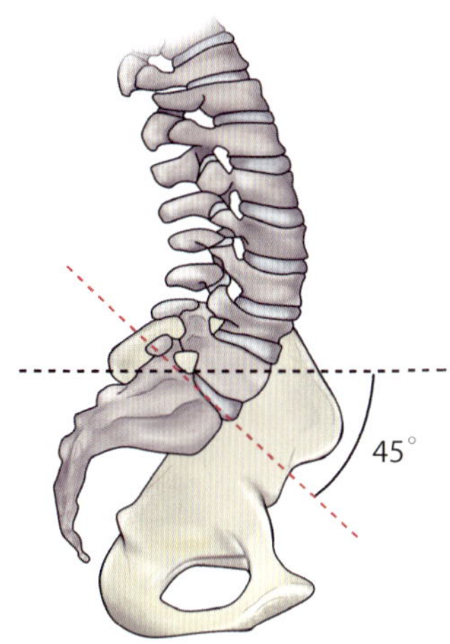

B 정상적인 천골 기저각의 범위를 유지하고, 천골 고개숙임을 통해 허리를 안정화시킨다.

[그림4-1] 천장관절의 자가잠김기전

천장관절을 포함한 골반의 안정화는 상체와 하체에서 발생되는 힘의 부하가 골반에서 효율적으로 전달되도록 한다. 허리에서 안정상태는 생역학적으로 골반의 전방경사와 요추신전을 통한 허리의 전만을 통해 이뤄진다. 천골의 고개숙임은 골반의 전방경사에서 발생하고, 보상작용으로 요추의 신전을 유발시키기 때문에 안정상태를 의미한다. 하지만 천골의 고개숙임은 해부학적 형태로 인해 작은 움직임만 발생되기에 오히려 허리의 신전에 대한 보상작용으로 천골의 고개숙임이 발생하는 것으로 이해할 수 있다.

천골과 장골이 갖는 형태학적 쐐기모양과 골반의 전방경사에 의해 만들어지는 천골의 고개숙임으로 인해 천장관절은 안정화된다. 정적 안정상태에서 천장관절의 안정화는 천장관절 주변에 있는 등쪽천장인대와 천골결절인대를 통해 형태폐쇄를 더욱 견고하게 유지하게 된다.

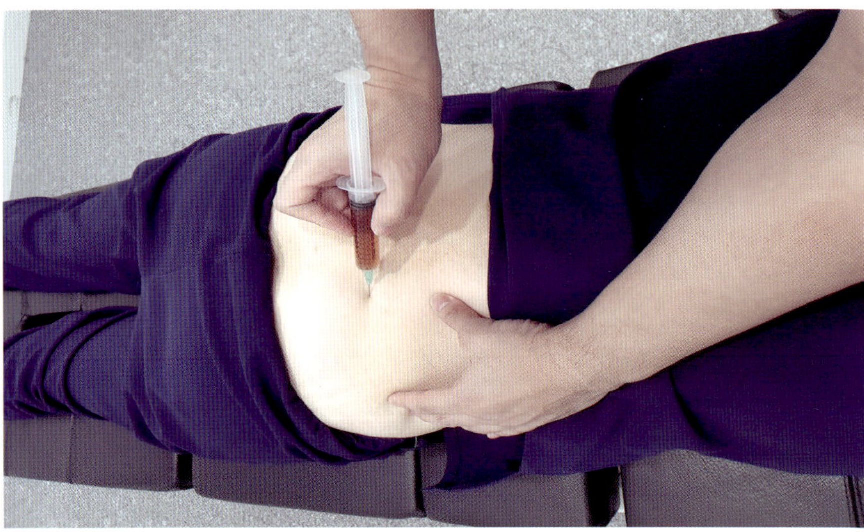

[그림4-2] 천장관절 안정화를 위한 프롤로테라피의 효과

인대강화를 통한 천장관절의 형태폐쇄만을 고려한다.

프롤로테라피는 천장관절의 형태폐쇄를 견고하게 유지하는 인대들을 강화시킨다. 프롤로테라피는 천장관절의 정적 안정화를 위해 이완된 인대를 강화시키지만 천장관절의 통합적 안정화 측면에서는 그 역할이 제한적일 수밖에 없다. 그렇기 때문에 천장관절의 통합적 안정화를 위한 진단과 치료적 솔루션을 준비해야 할 것이다.

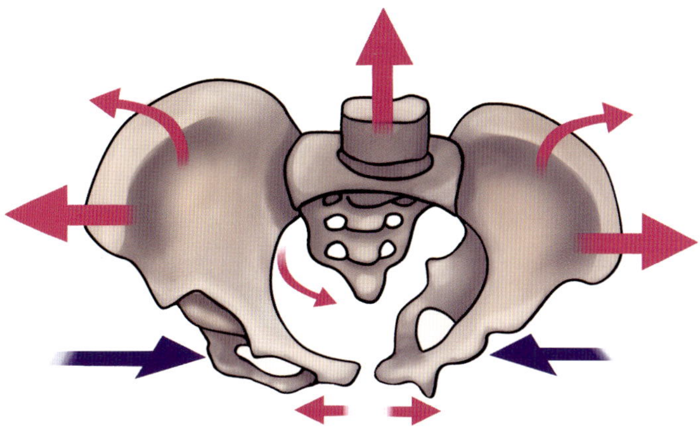

[그림4-3] 임산부에서 보일 수 있는 골반

분만 시 골반출구를 넓히기 위해 치골결합부가 벌어지고,
천장관절의 가동성 증가와 함께 천골의 반대고개숙임이 발생한다.

임산부는 출산을 위해 골반 출구가 넓어져야 한다. 골반 출구가 넓어지기 위해서 치골결합부위를 벌리게 된다. 임신기에 천골의 고개숙임에서 반대고개숙임으로 자가잠김기전이 변하면서, 허리에서 생역학적 과부하가 발생하고 불안정상태로 노출된다. 그렇기 때문에 골반의 불안정으로 인한 허리 통증이 임산부에서 흔히 발생된다.

또한 정적 안정화를 위한 형태폐쇄는 보행이나 움직임에서 특징적인 동적 자세나 변화된 정적 자세를 유발하기도 한다.

5장

골반의 생역학적 움직임

골반의 움직임은 크게 두 가지로 설명할 수 있다.

첫 번째, **골반경사**와 두 번째, **골반내 비틀림**이다.

골반경사는 장골의 ASIS와 PSIS의 위치의 차이로 설명될 수 있다. 전방경사는 ASIS가 PSIS보다 아래로 내려가 있는 상태이고, 후방경사는 ASIS가 PSIS보다 위로 올라가 있는 상태이다. 또한 양측 장골에서 동시에 발생하는 움직임이다.

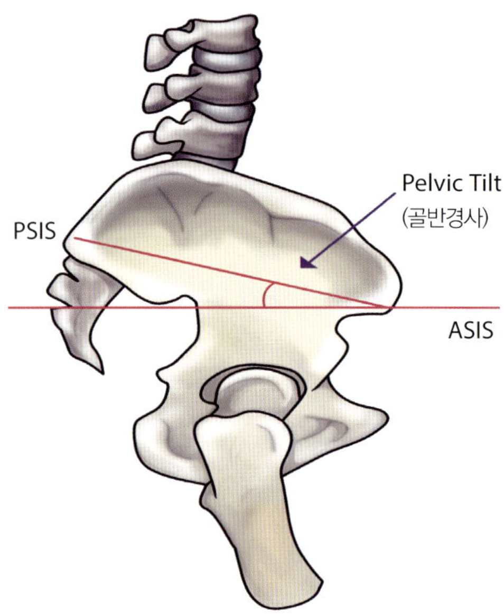

장골의 ASIS와 PSIS를 이은선과 수평선이 이루는 각

[그림5-1] 골반경사를 의미하는 골반경사각

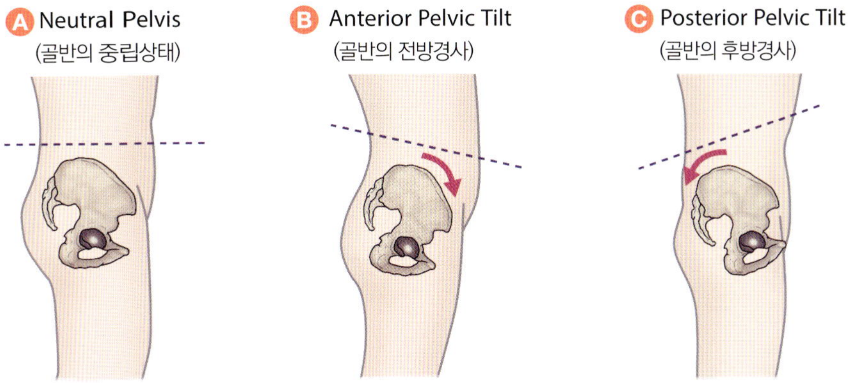

임상에서 골반경사각이 0도인 중립위치는 존재하지 않는다.

임상에서 중립위치는 골반이 약간 전방경사된 상태를 의미하고, 골반의 전방경사는 경사각이 중립보다 과도해진 상태를 의미한다.

골반의 후방경사

[그림5-2] 골반경사

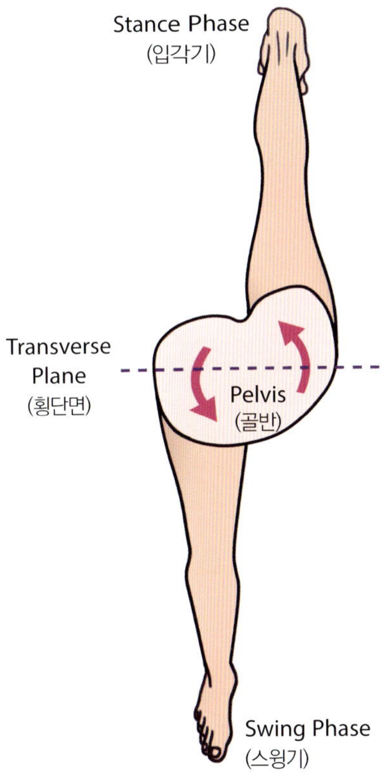

[그림5-3] 골반내 비틀림

골반경사(Pelvic Tilt)의 중립위치는 장골의 ASIS와 PSIS를 이은 선과 수평선이 평행한 경우로 정의하는데, 이러한 중립위치를 골반에서 안정적인 상태로 오인하는 경우가 많다. **생역학적 관점**에서 골반의 안정적인 상태를 말하는 **중립위치**란 디스크내 음압이 유지되는 **허리의 전만자세를 만드는, 골반이 약간 전방경사되어 있는 것**을 말한다. 하지만 이러한 중립위치 즉 골반의 전방경사가 과도하게 되면, 허리의 전만 또한 과도해지면서 안정적 상태임에도 불구하고 후관절의 충돌현상으로 인한 통증을 일으킬 수 있으므로, 이는 생역학적 관점에서는 기능이상이 초래된다고 볼 수 있다.

골반내 비틀림(Intra-pelvic Torsion)은 보

행과 같이 양측 고관절의 교차움직임으로 인해 발생하게 된다. 천골에서는 장골 외에도 척추와 연결되어 특징적 움직임을 동반하게 되고, 장골에서는 천골로부터의 상대적인 움직임과 보행 시 하지부로부터의 영향으로 인하여 특유의 움직임이 발생하게 된다. 그렇기 때문에 하체의 움직임이나 어깨를 포함한 상체의 움직임이 복합적으로 작용하여 생역학적으로 골반내 비틀림을 형성하게 된다.

또한 골반내 비틀림은 요추의 안정상태에 따라 골반의 굴곡, 신전 및 회전을 각각 다르게 진단할 수 있기 때문에 단순히 골반의 회전 움직임으로 오인해서는 안 된다.

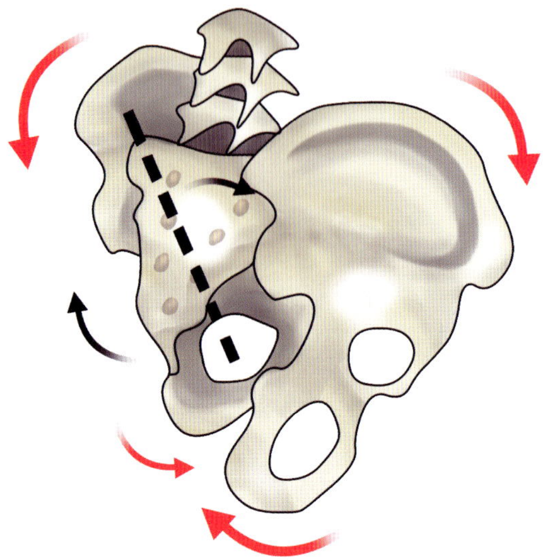

양측 장골의 절대적인 전방회전을 동반한 골반의 전방경사와 함께
우측 장골은 전방회전, 좌측 장골은 상대적인 후방회전이 발생하는 LOL 유형의 천골 비틀림

[그림5-4] 골반내 비틀림

골반내 비틀림에서 각 장골은 절대적인 회전움직임 또는 상대적인 회전움직임을 갖는다. 양측 장골이 전방회전 되면 골반은 전방경사 상태가 된다. 이때 발생하는 골반내 비틀림은 한쪽 장골의 전방회전과 반대쪽 장골의 상대적 후방회전의 상태를 말한다.

6장

천골의 2차원적 움직임: 천골의 AS PI(IP) 활주(Glide)

고개숙임 시에 천골의 활주는 천장관절면에서 발생하며, 천골 기저부로부터 첨부를 향한 힘의 방향을 따라 관절면에서 하후방(IP)또는 후하방(PI)으로 발생한다.

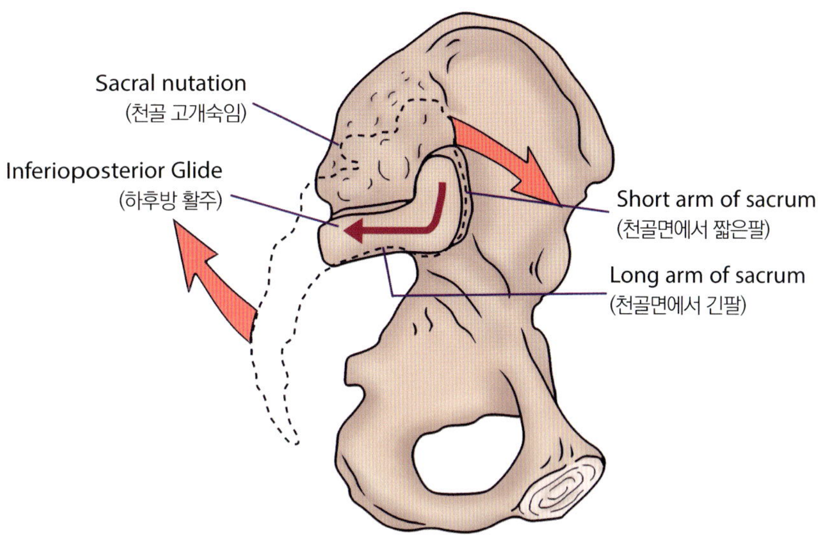

[그림6-1] 천골 고개숙임에서 발생되는 IP 활주

위의 그림은 관절면의 중심축에서 천골의 굴곡을 위한 전방회전을 의미하는 것으로, 이러한 움직임의 형태는 관절면에서 이뤄지는 활주를 나타내는 데 한계가 있다. 천골 고개숙임에서 발생되는 IP활주를 잘못 나타내고 있는 대표적 예라고 볼 수 있다.

모든 천골 고개숙임은 관절면에서 IP(또는 PI)활주를 통해 발생한다. 다시 말하자면, 미세한 천골 고개숙임도, 일반적인 고개숙임도, 과도한 고개숙임도 관절면에서 동일한 IP 활주가 발생한다. 밑을 향하여 뒤로 미끄러지는 방향이다.

반대고개숙임 시에 천골의 활주는 천장관절면에서 발생하며, 천골 첨부로부터 기저부를 향한 힘의 방향을 따라 관절면에서 전상방(AS)으로 발생한다. 앞을 향하여 위로 올라가는 방향이다.

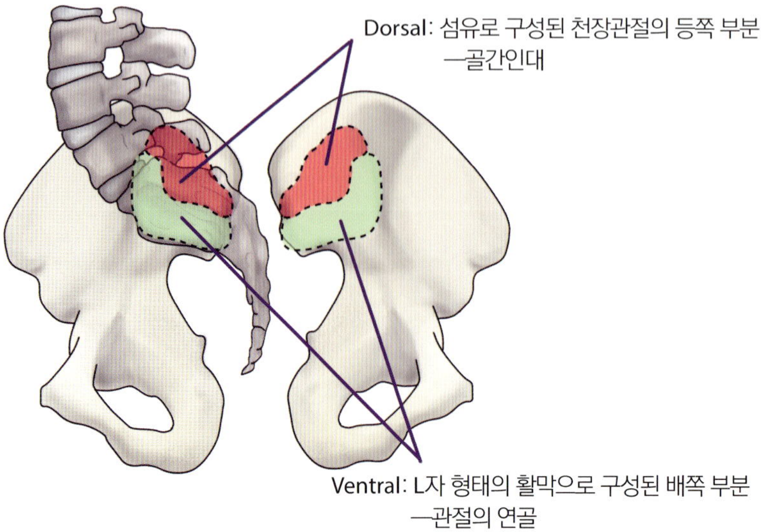

[그림6-2] 천장관절의 해부학적 형태

천장관절의 등쪽 관절면은 골간인대를 통해 안정화되고 가동성이 제한된다. 그리고 배쪽 관절면은 L자 형태의 활막 구조이며, 이 범위 내에서 고개숙임과 반대고개숙임이 발생하게 된다.

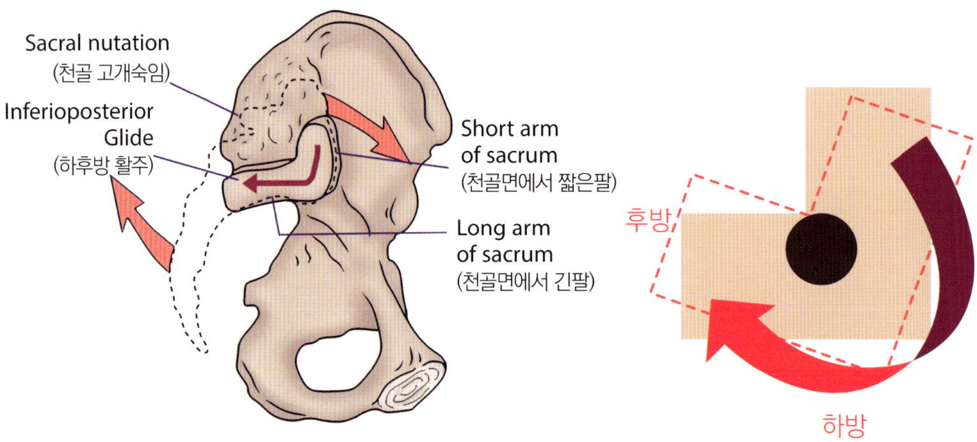

A 천골 고개숙임의 L자형태 관절면에서의 IP활주

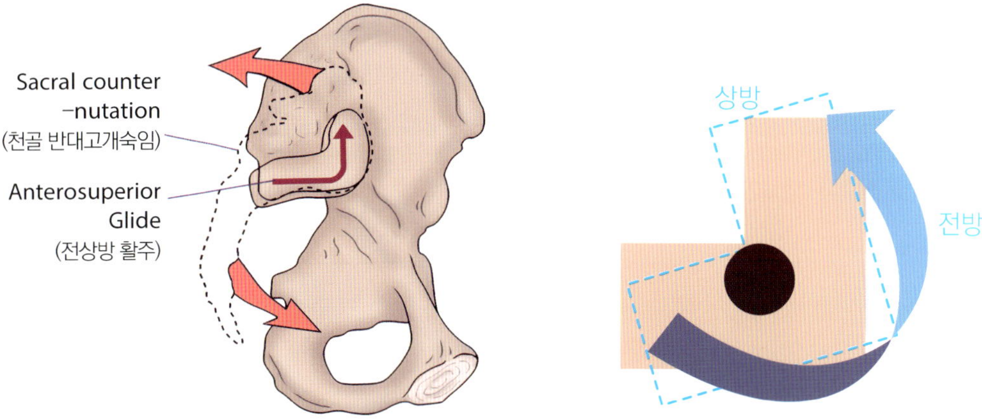

B 천골 반대고개숙임의 L자형태 관절면에서의 AS활주

[그림6-3] 일반적으로 이해하고 있는 천골의 고개숙임과 반대고개숙임에서의 활주

일반적으로 천골 고개숙임의 이해는 관절면 중심을 축으로 한 움직임으로 해석하는데, 이때 힘의 방향은 하후방으로 향하여 천골의 굴곡이 발생하게 된다. 하지만 L자 형태의 천장관절의 해부학적 형태에서 활막성 관절면 위로 인대로 싸인 관절면이 있기 때문에 관절면의 중심축을 통한 천골의 고개숙임의 가동성은 매우 미비하게 된다.

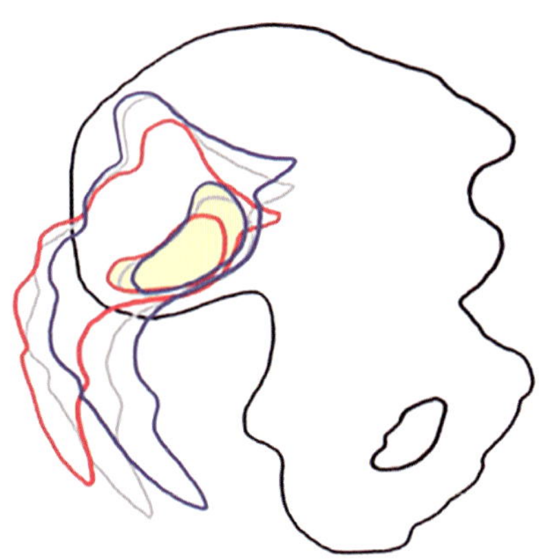

[그림6-4] 천장관절의 배쪽 활막이 있는 관절면에서의 활주

활막(노란색 영역)은 관절면을 에워싸고 있기 때문에 활막 안에서 천골의 고개숙임과 반대고개숙임 과정에서 활주가 발생한다. 회색 선은 중립상태의 천골, 빨간 선은 천골의 과도한 고개숙임에서의 활주, 파란 선은 천골의 반대고개숙임에서 활주를 의미한다.

천장관절에서 L자 형태의 배쪽 관절면은 좀더 큰 L자형태의 활막으로 에워싸여 있다. 관절면보다 넓게 에워싸인 활막 안에서 활주 움직임이 발생한다. 천골의 중립상태는 고개숙임을 통해 활막내에서 안정적으로 유지되고, 약 35도 정도의 천골 기저각을 형성하게 된다.

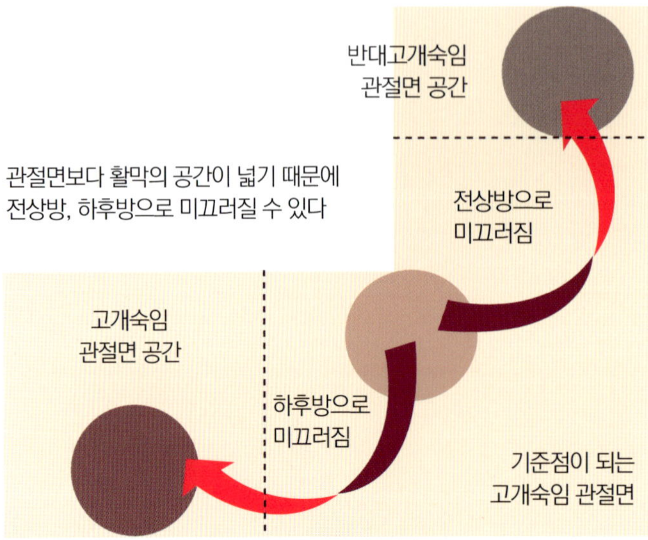

[그림6-5] 활막내에서 천골의 고개숙임과 반대고개숙임에 따른 활주

천골의 고개숙임과 반대고개숙임은 L자형태의 관절면 중심축에서 천골의 굴곡과 신전을 발생시키는 것이 아니라 활막 내에서 전상방 방향으로는 짧은팔(Short arm)을 따라, 하후방 방향으로는 긴팔(Long arm)을 따라 미끄러지게 된다.

천골의 고개숙임은 중립상태보다 과도한 고개숙임으로 L자형태의 활막내에서 관절면의 긴팔(Long arm)을 따라 밑을 향해서 뒤로 미끄러지는 IP 활주를 통해 나타나고, 중립상태보다 천골의 기저각이 증가하고 과도한 허리 전만이 발생된다.

천골의 반대고개숙임은 L자형태의 활막내에서 관절면의 짧은팔(Short arm)을 따라 앞을 향해서 위로 미끄러지는 AS활주를 통해 나타나고, 중립상태보다 천골의 기저각이 감소하고 허리의 전만이 감소하게 된다.

요추의 신전에 대한 보상작용으로 천골의 고개숙임이 발생한다. 요추의 신전은 요추 후관절의 잠김현상과 허리의 전만으로 인해 디스크내 음압이 발생하고, 이를 통해 허리는 안정화된다.

요추의 굴곡에 대한 보상작용으로 천골의 반대 고개숙임이 발생한다. 요추의 굴곡은 요추 후관절의 열림현상과 허리의 후만으로 인해 디스크내 양압이 발생하고, 이로 인해 허리는 불안해진다. 불안정상태에서는 디스크 내 압력이 증가하고, 디스크 팽윤으로 인한 경막자극으로 허리 통증이 발생될 가능성이 높아진다. 일반적으로 불안정 상태는 갑작스러운 급성 허리 통증으로 허리를 숙인 상태에서 물건을 들 때 발생되는 통증과 같은 양상을 말한다.

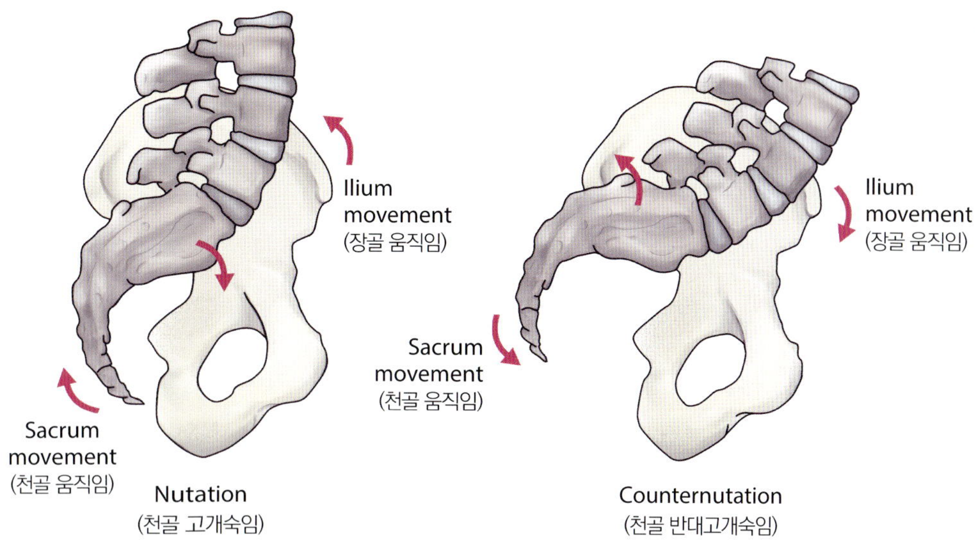

[그림6-6] 요추의 움직임에 따른 천골의 움직임

요추의 신전으로 인한 보상작용으로 천골의 고개숙임이 일어나고,
요추의 굴곡으로 인한 보상작용으로 천골의 반대고개숙임이 일어난다.

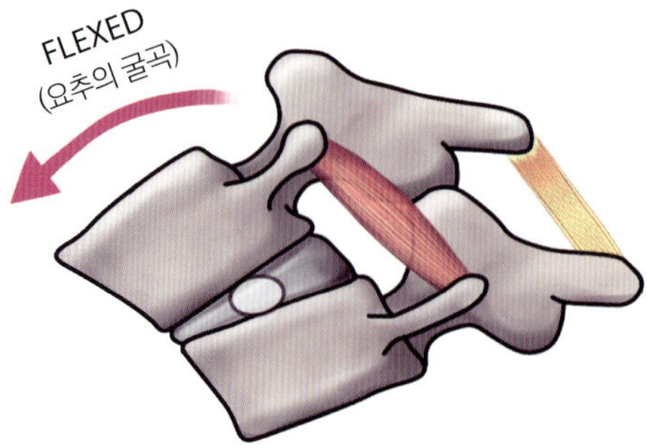

A 요추 굴곡 시 디스크내 압력의 증가로 불안정상태에 노출

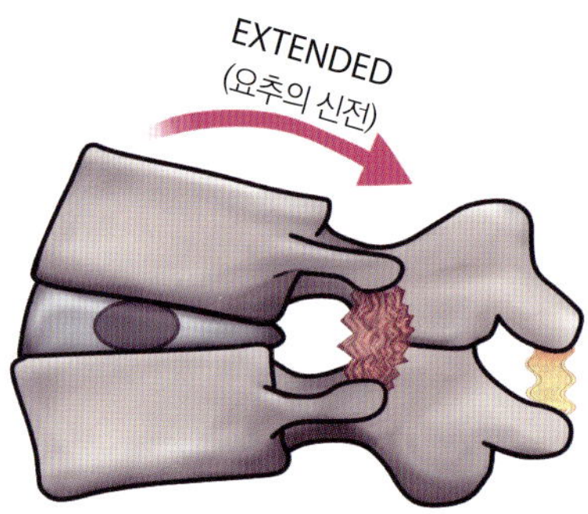

B 요추의 신전 시 디스크내 압력의 감소로 안정상태에 노출

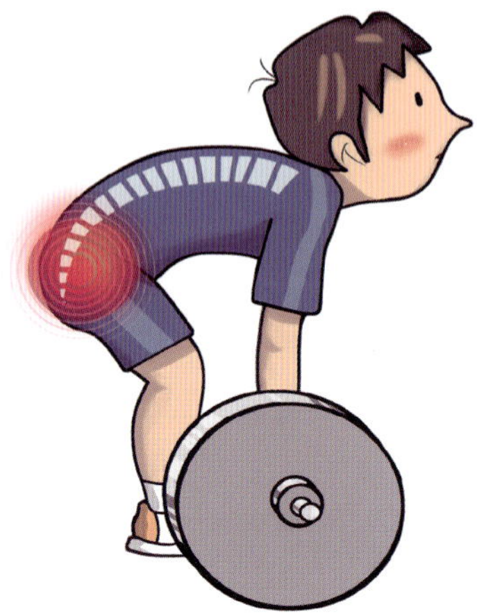

C 바벨을 들 때 허리의 지속적인 굴곡은 디스크내 압력의 증가로 인해 경막을 자극시키고 허리 통증을 유발한다.

[그림6-7] 허리의 안정상태와 불안정상태

7장

보행에서 발생되는 골반의 3차원적 움직임: 골반내 비틀림

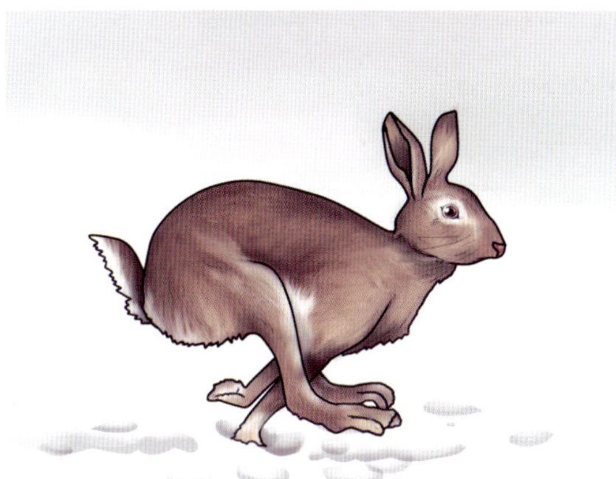

[그림7-1] 토끼의 골반움직임

큰 각도의 양측 고관절 굴곡과 함께 양측 장골의 후방회전이 발생하고, 골반내 비틀림이 발생하지 않는다.

실제 생활 속에서 일어나는 골반내 움직임은 2차원적이기보다는 3차원적이다. 그 이유는 우리가 교차보행을 하기 때문이다. 토끼는 골반내 비틀림 없이 주행을 하지만, 인간은 양측 장골의 움직임을 번갈아가면서 주행이나 보행을 하기 때문에 골반내 비틀림이 발생한다. 보행과 관련하여 골반의 3차원적인 움직임에 대해 이해해 보자.

먼저 천골의 3차원적 움직임은 천골의 경사축을 바탕으로 이뤄진다.

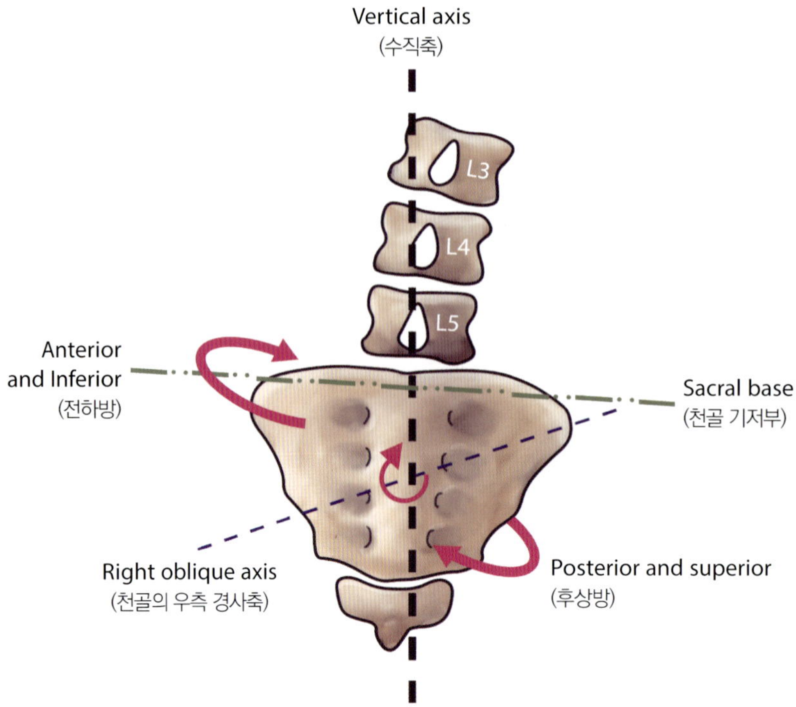

[그림7-2] 천골 비틀림

경사축은 좌경사축과 우경사축이 있으며, 경사축을 중심으로 회전움직임이 일어나고
그로 인한 천골의 3차원적 움직임이 발생하게 된다.

천골에서는 천골의 경사축(Oblique Axis)을 따라 움직이는 천골 비틀림(Sacral Torsion)이 발생한다. 천골 비틀림은 천골의 굴곡 신전 및 회전 움직임을 통해 발생하고, 골반내 비틀림과 함께 발생한다. 또한 골반 경사에 따라 천골의 특징적인 비틀림이 발생한다.

천골의 경사축은 구조적 관점과 기능적 관점을 통해 설명될 수 있다. 보행에서 이러한 관점들의 차이를 통해 골반의 변위는 생역학적으로 다르게 설명될 수 있다.

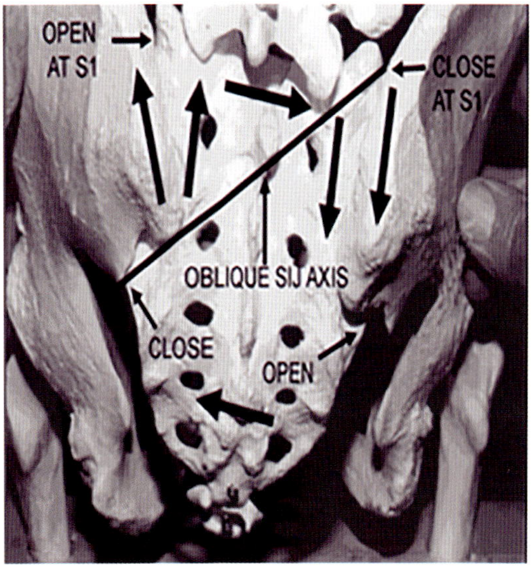

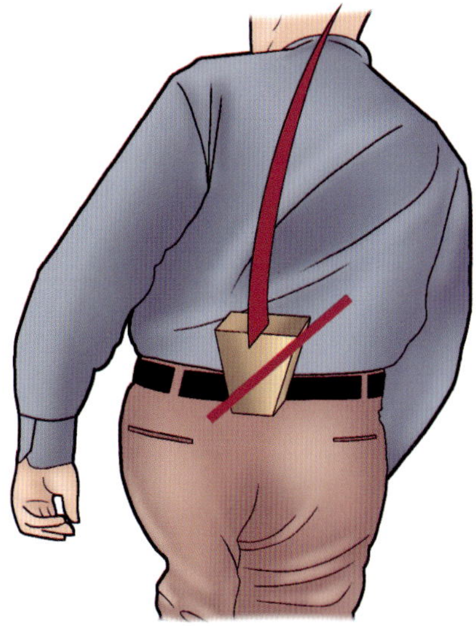

A 구조적 관점으로 우측 경사축을 중심으로 좌측 장골이 전상방(AS)으로 변위

B 기능적 관점으로 우측 경사축을 중심으로 좌측 장골이 전하방(AI)으로 변위

[그림7-3] 천골 경사축에 따른 움직임에서 구조적 관점과 기능적 관점

고정된 경사축을 중심으로 천골이 움직인다고 보는 구조적 관점에서는 보행하는 동안 반대편 장골이 천골과 함께 움직인다. 예를 들어 우측 천골 경사축을 중심으로 좌측 장골이 움직일 때 좌측 천골과 장골이 함께 움직이고, 이때 좌측 장골이 전상방(AS) 변위로 이동하게 된다.

기능적 관점에서 천골의 경사축에서 발생되는 움직임은 천골의 경사축을 중심으로 반대편 장골과 천골은 상대적 움직임을 통해 각각의 움직임이 만들어진다. 우측 경사축을 중심으로 좌측 장골이 움직일 때 발과 직접적으로 연결되는 좌측 장골의 움직임은 척추와 연결된 천골의 움직임에 비해 클 것이다. 그렇기 때문에 좌측 장골의 전방회전이 천골에서의 고개숙임보다 상대적으로 더 큰 움직임이 된다. 결국 좌측 장골에서는 전방회전이 발생하고, 천골의 고개숙임에 비해 크게 작용하는 장골의 움직임으로 인해 하방으로 움직임이 발생하는 장골의 전하방(AI)변위를 보이게 된다. 또한 안정상태에서 골반내 비틀림은 천골의 경사축을 고정축으로 양측 장골의 상대적인 반대 움직임을 발생시킨다.

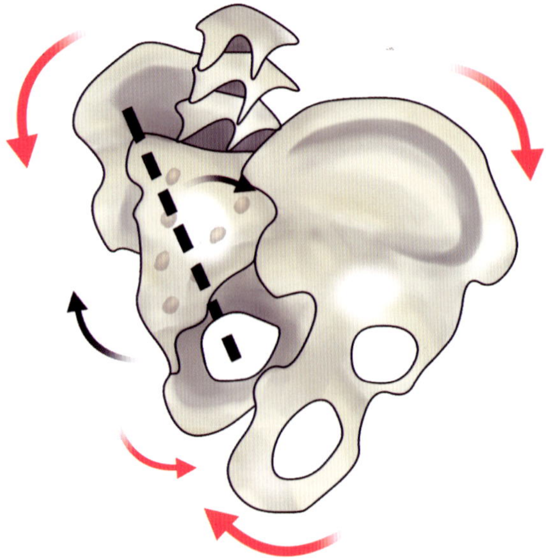

[그림7-4] 보행시 골반내 비틀림에서 생역학적 움직임

우측 장골의 전방회전 시 우측 천골면은 반대고개숙임을 향하고, 좌측 장골의 후방회전 시 좌측 천골면은 고개숙임을 향한다. 하지만 안정상태에서 LOL 유형의 천골 비틀림으로 절대적인 천골의 고개숙임이 발생한다.

보행 시 발생하게 되는 골반내 비틀림은 장골의 전방회전이 발생할 때, 맞닿은 천골의 고개숙임을 발생시키는데 이는 큰 움직임이고, 이때 장골의 전방회전에 대해 상대적인 천골의 반대고개숙임인 작은 움직임이 일어나게 된다. 이렇게 장골이 전방회전하면서 상대적인 천골의 반대고개숙임이 일어나고, 천골의 반대고개숙임으로 인해 불안정상태가 만들어지면서 천장관절의 기능이상이 발생하게 된다. 임상적으로 장골의 전방회전과 상대적으로 천골의 반대고개숙임이 있는 천장관절면에서 허리 통증과 좌골신경통이 발생할 가능성이 높다.

또한 장골의 전후방회전은 보행과 달리기에서 고관절을 들어 올리는 각도와 골반내 비틀림에 따라 그 생역학적 움직임을 다르게 설명할 수 있다.

8장

보행과 달리기에서 발생되는 장골의 움직임

앞에서 골반내 비틀림을 설명하면서 보행 시 내딛는 다리에서 장골의 전방회전이 일어남을 이야기하였다. 하지만 고관절이 일정 각도 이상으로 굴곡되면 장골은 후방회전된다. 이처럼 고관절이 들어 올려지는 각도에 따라, 장골의 전후방회전의 움직임이 달라짐을 이야기하고자 한다. 예를 들어 보행과 달리기에서 장골은 서로 다른 생역학적 회전 움직임을 보인다.

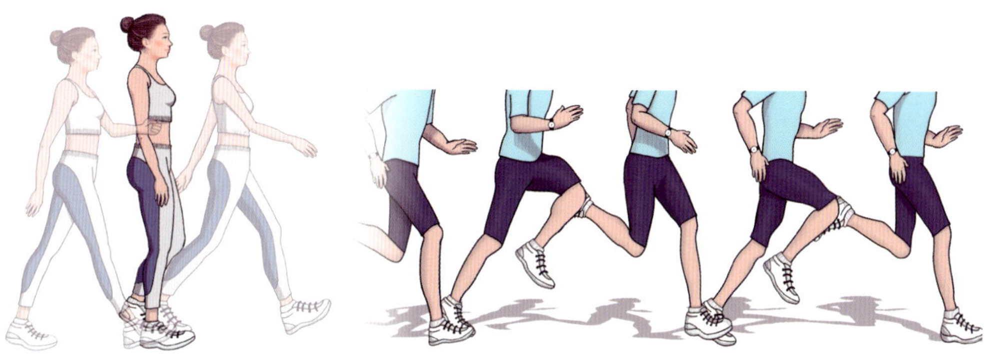

Ⓐ 허리 안정화를 위해 골반의 전방경사와 허리의 전만을 유지하고, 골반내 비틀림을 통해 하지교차운동을 하면서 보행

Ⓑ 전력질주를 위해 고관절 굴곡을 통해 골반 후방경사를 발생시키고 상대적으로 허리 후만으로 인한 불안정상태에 노출

[그림8-1] 보행과 달리기에서 장골의 생역학적 움직임

대부분 사람들은 보행하는 과정에서 허리를 구부정하기보다는 곧게 펴서 상지와 하지의 교차운동을 한다. 보행에서 골반의 전방경사는 보상작용으로 허리의 전만을 유

지하고, 허리의 안정상태를 유지한다. 보행 중 허리의 안정상태는 장시간 보행으로 발생될 수 있는 허리의 피로를 줄여줄 수도 있다. 또한 **보행 중 골반내 비틀림은 스윙기(Swing Phase)에서 내민 다리와 함께 장골의 전방회전을 발생**시킨다. 보행에서 편한 걸음을 위해서는 다리의 보폭은 크지 않고, 행군하는 군인들처럼 고관절을 높게 들어 올리지 않아야 한다. 만약 행군하는 군인들처럼 고관절을 들어 올린다면 장골은 후방회전을 할 것이고, 생역학적으로 요추의 부하가 커지기 때문에 장시간 보행은 힘들 것이다.

달리기를 할 때는 보행과 다르게 고관절을 높게 들어 올리게 된다. 고관절의 굴곡이 일정 각도를 넘어서면서는 장골의 후방회전이 발생하고, 보상작용으로 허리의 굴곡이 발생하고 불안정상태로 노출된다. 전력질주 시 허리 불안정에 대한 반응으로 요추는 전만을 유지하기 위해 과도한 근육 작용을 필요로 하고 지나친 에너지를 소비하게 된다. 그렇기 때문에 고관절 굴곡을 통해 발생되는 장골의 후방회전은 생역학적으로 장시간 노출되기 힘들 것이다.

따라서 보행 중 스윙기에서 이뤄지는 고관절의 굴곡은 장골의 후방회전이 발생되지 않을 정도 내에서 이뤄지고, 이때는 골반내 비틀림에 의해 장골의 전방회전이 발생된다.

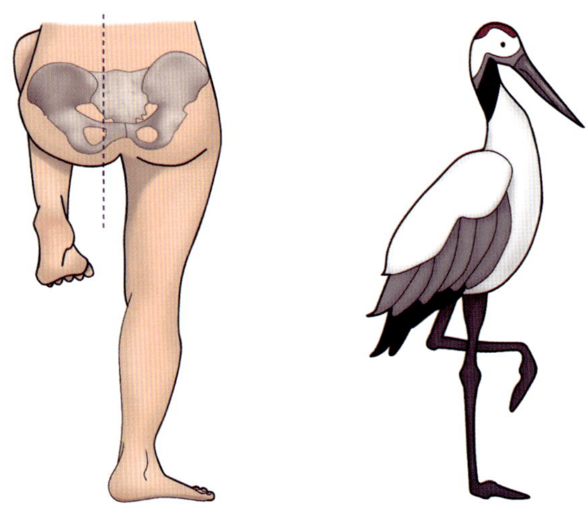

[그림8-2] 학다리 자세

좌측 고관절 90도를 들어 올릴 때 좌측 장골의 절대적 후방회전이 발생되고, 학다리와 같은 자세로 정상적 보행은 힘들다.

보행 시 골반내 비틀림이 반영되지 않은 골반의 움직임에 대한 설명의 예

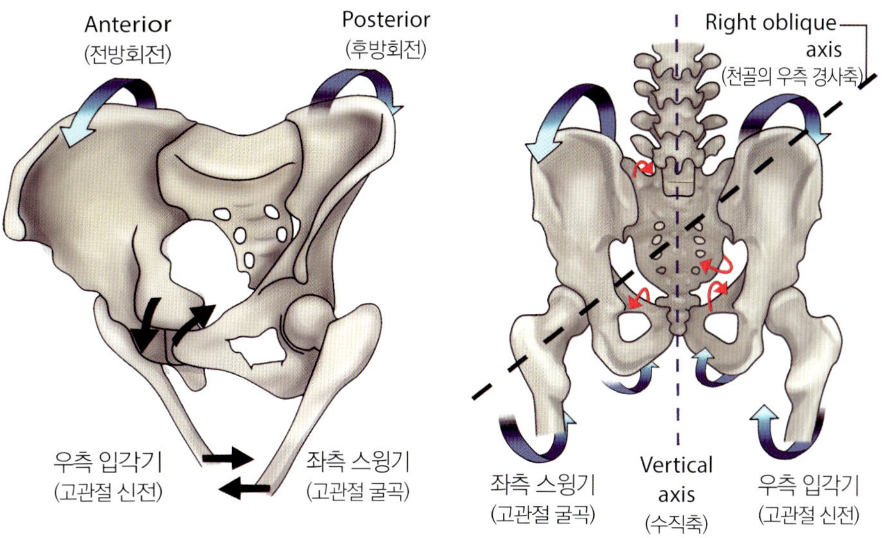

이 그림*에서는 보행 시 좌측이 유각기, 우측이 입각기로 나타나 있다. 그림에서는 스윙기인 좌측 고관절이 굴곡되면서 장골이 후방회전됨을 표현하고 있다.

일반적인 보행이라는 상황 속에서 생역학적 관점으로 골반의 움직임을 바라보면 스윙기에서 장골은 전방회전된다고 보는 게 합리적이다. 이 그림처럼 좌측이 스윙기일 때 좌측 다리는 앞으로 내밀어지면서 추진력을 갖게 되고, 또한 동시에 천골에서는 ROR 비틀림이 발생하게 된다. ROR유형의 천골 비틀림이 발생하게 되면 장골 또한 따라서 좌측은 전방회전되고, 우측은 후방회전되어야 한다.

위 그림에서는 좌측 고관절이 굴곡되면서 좌측 장골이 후방회전됨을 나타내었는데, 문제는 고관절을 일정 각도 이상으로 굴곡하게 되는 경우 장골의 후방회전이 발생하게 되지만(예, Stork 검사), 일상적 보행 속의 상황에서는 장골이 후방회전될 정도로 고관절을 굴곡하지 않는다는 것이다. 따라서 그림과 같은 현상

---

* Wolf Schamberger. (2012). The Malalignment Syndrome. Elsevier

이 발생하기는 힘들다.

그림에서는 단순히 고관절의 굴곡과 동시에 장골이 후방회전됨을 표현하였고, 골반내 비틀림을 정확히 이해하지 못한 상태에서 양측 장골의 회전 움직임을 잘못 설명한 예이고 학문적 오류이다. 이와 같이 골반내 비틀림과 보행 시의 고관절 굴곡 각도를 함께 고려한다면 유각기인 좌측 장골에서는 전방회전이 발생한다고 보는 것이 좀더 합리적일 것이다.

좌측 장골이 전방회전하면서 반대편인 입각기에서는 골반내 비틀림으로 인해 우측 장골이 후방회전하고, 또한 고관절 신전이 함께 발생한다. 보행을 위한 입각기에서의 천장관절의 안정화 측면에서도 우측 천골면의 고개숙임과 그에 대한 상대적인 우측 장골의 후방회전이 일어나게 된다.

9장

천골의 경사축에 따른 3차원적 움직임인 천골의 비틀림

천골의 경사축은 천골 기저부인 상부극(Superior Pole)에서 반대편 하부외측각(Inferior Lateral Angle)을 이은 선이고, 주로 회전과 굴곡(또는 신전) 그리고 약간의 측굴을 통해 3차원적 움직임을 만든다.

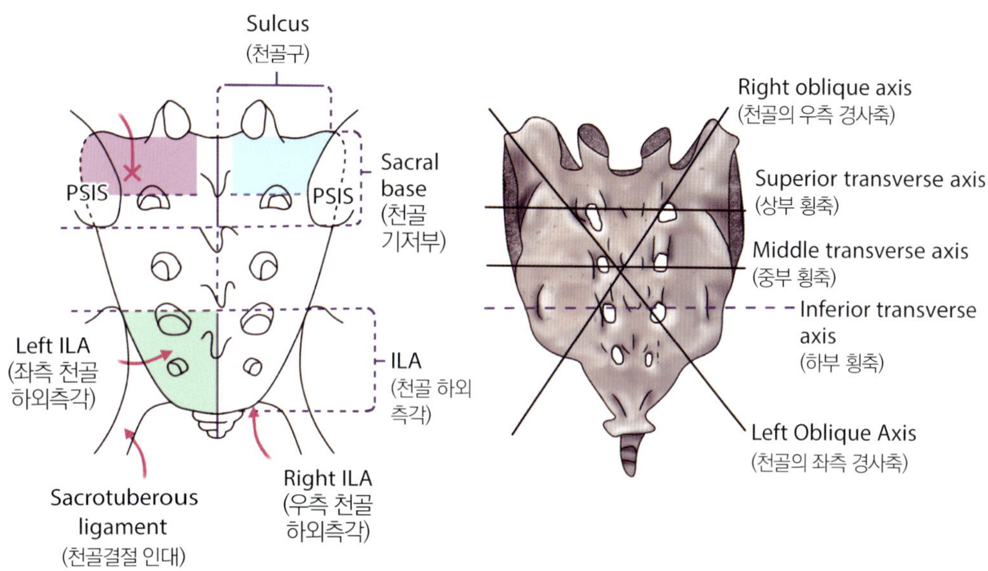

[그림9-1] 천골의 하부외측각(ILA)과 천골의 경사축

천골의 횡축은 L자형태의 관절면과 해부학적 구조로 인해 기능적으로는 존재하지 않는다.

천골의 경사축은 안정상태와 불안정상태의 보행에 따라 고유의 경사축을 형성하고, 허리에서 기인한 통증에서 진단과 치료의 중요한 정보를 제공한다.

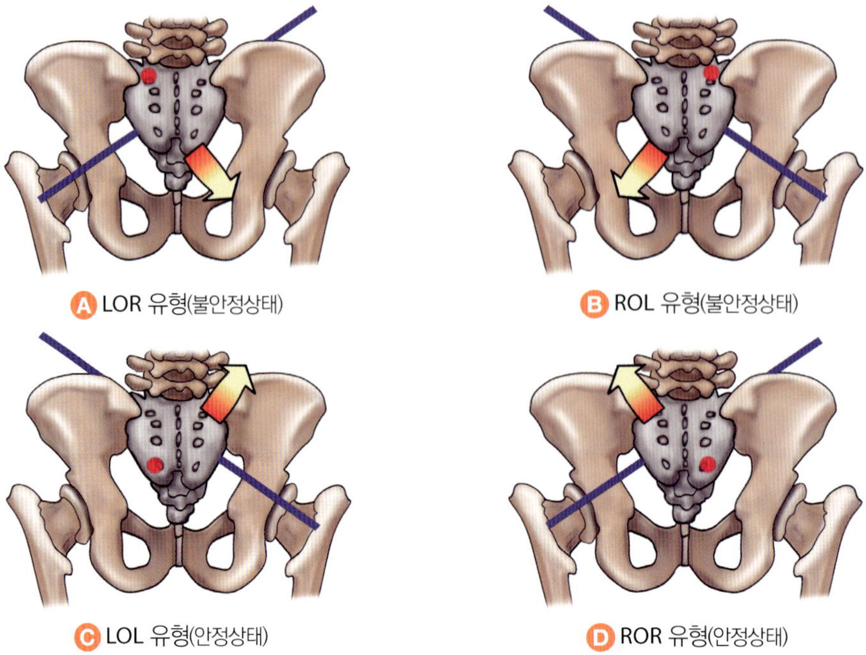

[그림9-2] 천골 비틀림의 4가지 유형

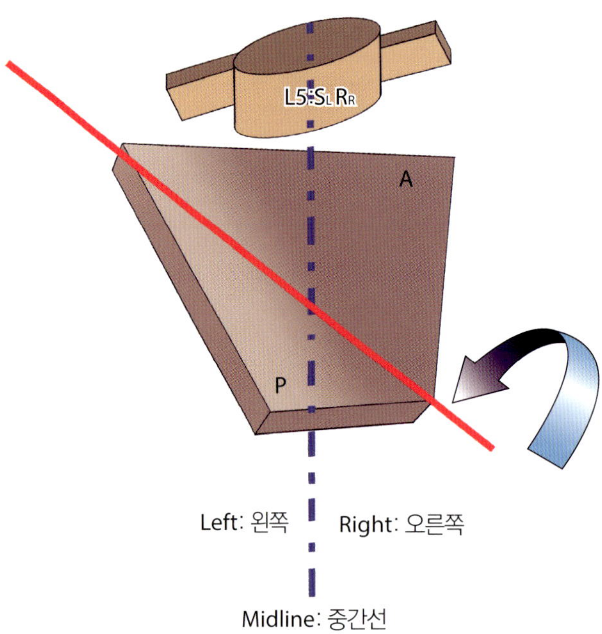

[그림9-3] LOL 유형의 천골 비틀림

천골의 고개숙임과 좌측 회전, 우측 장골의 전방회전과 좌측 장골의 후방회전 천골의 경사축은 천골 비틀림의 4가지 유형을 결정하는 중요한 축이고, 안정상태에 따라 천골의 고개숙임을 동반한 LOL, ROR 유형과 불안정상태에 따라 천골의 반대고개숙임을 동반한 LOR, ROL 유형으로 분류된다.

LOL 유형의 천골 비틀림은 Left sacral torsion Of Left sacral oblique axis의 약자를 의미하고, 좌측 천골 경사축을 중심으로 축의 방향으로 전방굴곡과 유사한 움직임(고개숙임)과 회전이 일어나는 것을 말한다. 발을 땅에 지지하는 폐쇄성 힘사슬(CKC)에서 장골의 움직임이 크기 때문에 LOL 유형의 천골 비틀림을 포함한 골반내 비틀림은 우측 천장관절면에서 우측 장골의 전방회전과 우측 천골의 상대적 반대고개숙임이 발생하고, 좌측 천장관절면에서 좌측 장골의 후방회전과 좌측 천골의 상대적 고개숙임이 발생한다.

LOL 유형의 천골 비틀림은 폐쇄성 힘사슬에서 안정상태를 유지하기 때문에 무증상인 경우가 많고, 비만으로 인한 체형관리나 습관적인 자세교정을 목적으로 내원하는 경우가 많다. 하지만 우측 천장관절면에서 우측 천골의 상대적 반대고개숙임으로 인해 관절의 불안증이 발생하기 때문에 우측 허리나 엉치로 쏠리는 통증뿐만 아니라 경미한 중앙부 허리 통증 등이 발생할 수 있다.

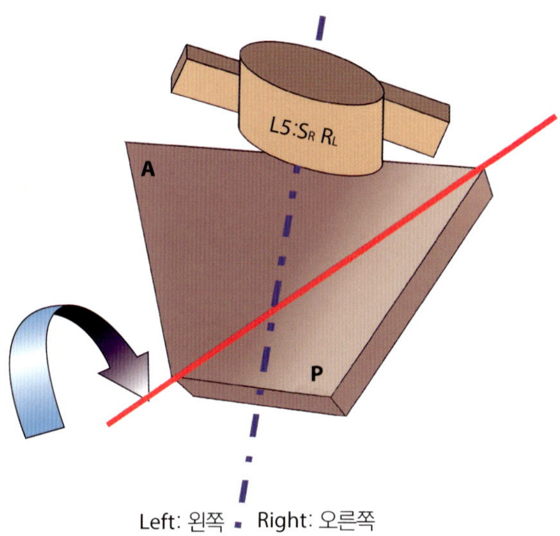

[그림9-4] ROR 유형의 천골 비틀림

천골의 고개숙임과 우측 회전, 좌측 장골의 전방회전과 우측 장골의 후방회전

ROR 유형의 천골 비틀림은 Right sacral torsion Of Right sacral oblique axis의 약자를 의미하고, 우측 천골 경사축을 중심으로 축의 방향으로 전방굴곡과 유사한 움직임(고개숙임)과 회전이 발생한다. 발을 땅에 지지하는 폐쇄성 힘사슬(CKC)에서 장골의 움직임이 크기 때문에 ROR 유형의 천골 비틀림을 포함한 골반내 비틀림은 좌측 천장관절면에서 좌측 장골의 전방회전과 좌측 천골의 상대적 반대고개숙임이 발생하고, 우측 천장관절면에서 우측 장골의 후방회전과 우측 천골의 상대적 고개숙임이 발생한다.

ROR유형의 천골 비틀림은 폐쇄성 힘사슬에서 안정상태를 유지하지만, 좌측 천장관절면에서 좌측 천골의 상대적 반대고개숙임으로 인해 관절의 불안증이 발생하기 때문에 좌측 허리나 엉치로 쏠리는 통증뿐 아니라 경미한 중앙부 허리 통증 등이 발생할 수 있다.

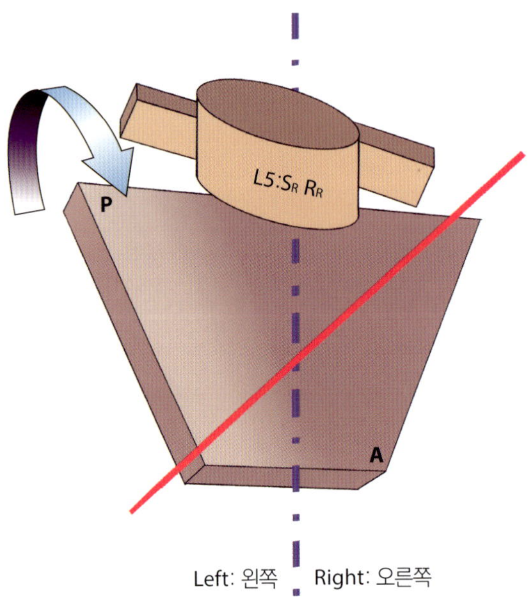

[그림9-5] LOR 유형의 천골 비틀림

천골의 반대고개숙임과 좌측 회전, 우측 장골의 전방회전과 좌측 장골의 후방회전

LOR 유형의 천골 비틀림은 Left sacral torsion Of Right sacral oblique axis의 약자를 의미하고, 우측 천골 경사축을 중심으로 축의 방향으로 후방굴곡과 유사한 움직임(반대고개숙임)과 회전이 발생한다. 발을 땅에 지지하는 폐쇄성 힘사슬(CKC)에서 장골의 움직임이 크기 때문에 LOR 유형의 천골 비틀림을 포함한 골반내 비틀림은 우측 천장관절면에서 우측 천골의 상대적 반대고개숙임으로 인해 좌측에 비해 상대적으로 불안증을 더 심하게 발생시킬 수 있기 때문에 우측 허리나 엉치로 쏠리는 통증, 우측 좌골신경통뿐만 아니라 심한 중앙부 허리 통증 등이 발생할 수 있다.

LOR유형의 천골 비틀림은 폐쇄성 힘사슬에서 불안정상태를 유지하며 급성 증상인 경우가 많다. 디스크내 압력 증가로 인해 경막 자극 증상이나 신경 차단 증상을 발생시키는 경우가 많다. 우측 천장관절면에서 우측 천골의 상대적 반대고개숙임으로 인해 좌측에 비해 상대적으로 불안증이 더 심하게 발생하기 때문에 우측 허리나 엉치로 쏠리는 통증, 우측 좌골신경통뿐만 아니라 심한 중앙부 허리 통증 등이 발생할 수 있다.

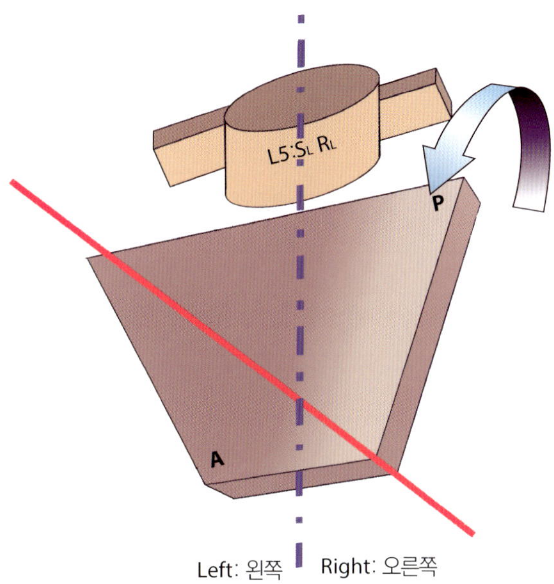

[그림9-6] ROL 유형의 천골 비틀림

천골의 반대고개숙임과 우측 회전, 좌측 장골의 전방회전과 우측 장골의 후방회전

ROL 유형의 천골 비틀림은 Right sacral torsion Of Left sacral oblique axis의 약자를 의미하고, 좌측 천골 경사축을 중심으로 축의 방향으로 후방굴곡과 유사한 움직임(반대고개숙임)과 회전이 발생한다. 발을 땅에 지지하는 폐쇄성 힘사슬(CKC)에서 장골의 움직임이 크기 때문에 ROL 유형의 천골 비틀림을 포함한 골반내 비틀림이 발생한다. 이때 좌측 천장관절면에서 좌측 장골의 전방회전과 좌측 천골의 상대적 반대고개숙임이 일어나고, 우측 천장관절면에서 우측 장골의 후방회전과 우측 천골의 상대적 고개숙임이 일어나게 된다.

천골의 비틀림을 포함한 골반내 비틀림을 설명하기 위해서는 폐쇄성 힘사슬을 통한 장골의 작용과 양측 발의 생역학적 상태가 고려되어야 한다. 보행에 따라 고유한 천골의 경사축이 결정되기 때문에, 양측 발의 생역학적 상태에 따른 상행성 자세 비틀림(Ascending Postural Distortion)을 간과할 수 없다.

III.
생역학적 관점으로 바라보는 Short right leg syndrome

단족증후군을 바라볼 때 생역학적 의의와 임상적용의 문제점을 설명하고, 일반적으로 발생되는 양측 평발화 현상을 동반한 골반내 비틀림을 통하여 생역학적으로 이해하고자 한다.

10장

2차원적인 장골의 AS와 PI 변위

2차원적인 장골의 변위는 시상면(Sagittal Plane)에서 전방회전과 후방회전 움직임을 통해 발생한다. 2차원적인 움직임을 통해서 장골의 AS 변위는 장족이 발생하고, PI 변위는 단족이 발생한다.

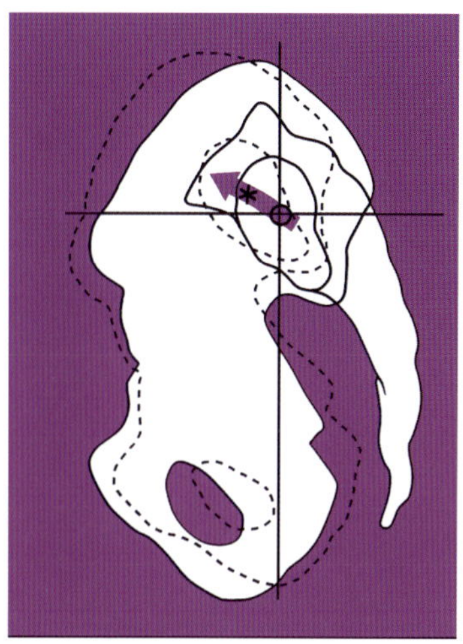

[그림10-1] 장골의 AS 변위

장골이 전상방을 향해 위치하고 장족이 발생한다.

시상면에서 장골의 전방회전을 동반한 상방전위를 통해 AS 변위가 발생할 때 장골의 AS 변위로 인해 관골구(Acetabulum)에서의 고관절 축은 후하방(PI)으로의 변위가 발생한다. 고관절 관골구가 하방으로 이동하면서 PI 변위가 되고, 하방으로 전위된 관골구를 통해 장족이 발생한다. 복와위와 같은 개방성 힘사슬에서 편측 장골이 전방회전을 할 때 장골의 AS 변위로 인한 장족이 발생할 수 있다.

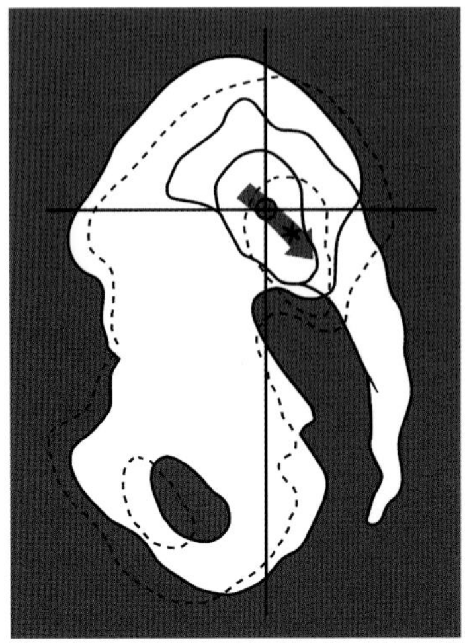

[그림10-2] 장골의 PI 변위

장골이 후하방을 향해 위치하고 단족이 발생한다.

시상면에서 장골의 후방회전을 동반한 하방 전위를 통해 PI 변위가 발생할 때 장골의 PI 변위로 인해 관골구를 통한 고관절 축은 전상방(AS)으로 변위가 발생한다. 고관절의 AS 변위는 고관절 관골구를 상방으로 전위시키고, 상방으로 전위된 관골구를 통해 단족이 발생한다. 복와위와 같은 개방성 힘사슬에서 편측 장골이 후방회전을 할 때 장골의 PI 변위로 인한 단족이 발생할 수 있다.

시상면에서 편측 장골의 변위는 이론상 AS 변위로 인해 장족이 발생되고, PI 변위로 인해 단족이 발생된다. 2차원적인 편측 장골의 AS 또는 PI 변위는 구조적 관점을 통해 장족 또는 단족 현상을 설명한 것이다. 그렇기 때문에 폐쇄성 힘사슬에서 3차원적인 골반내 비틀림을 동반한 장골들의 AS, PI 변위와 장단족 현상의 연관성을 생역학적으로 설명할 필요가 있다.

11장

3차원적인 장골의 AS와 PI 변위

3차원적 관점에서 양측 장골들의 변위는 골반내 비틀림을 통한 장골들의 전방회전과 후방회전을 통해 발생한다. 평발화(Pronation)를 동반한 장족인 측의 장골은 AS 변위가 되고, 까치발(Supination)을 동반한 단족인 측의 장골은 PI 변위가 된다.

장단족에 대한 보상현상인 평발화 현상과 까치발화 현상은 양측의 장골의 회전을 만듦으로써 장골들의 특징적 변위를 만들게 된다.

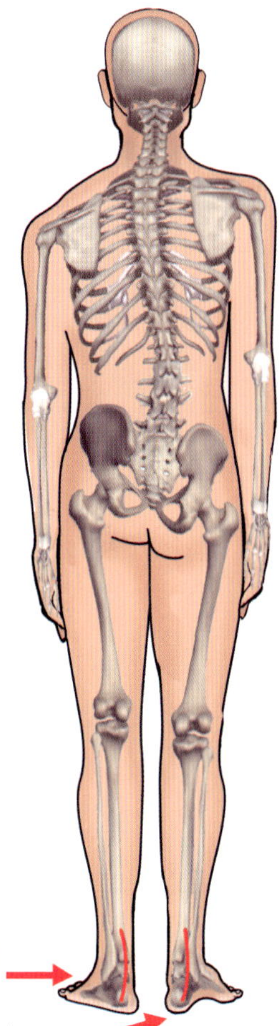

[그림11-1] 단족증후군(Short Leg Syndrome)

골반내 비틀림에 의해서 좌측 장족에 의한 보상작용으로 평발화(Pronation) 현상이 발생되고, 우측 단족에 의한 보상작용으로 까치발화(Supination) 현상이 발생된다. 평발화 현상으로 인한 좌측 하지의 내회전은 좌측 장골의 전방회전을 발생시키고, 까치발화 현상으로 인한 우측 하지의 외회전은 우측 장골의 후방회전을 발생시킨다. 단족인 우측의 장골은 하방전위를 동반한 후방회전으로 PI 변위를 보이고, 장족인 좌측의 장골은 상방전위를 동반한 전방회전으로 AS 변위를 보인다.

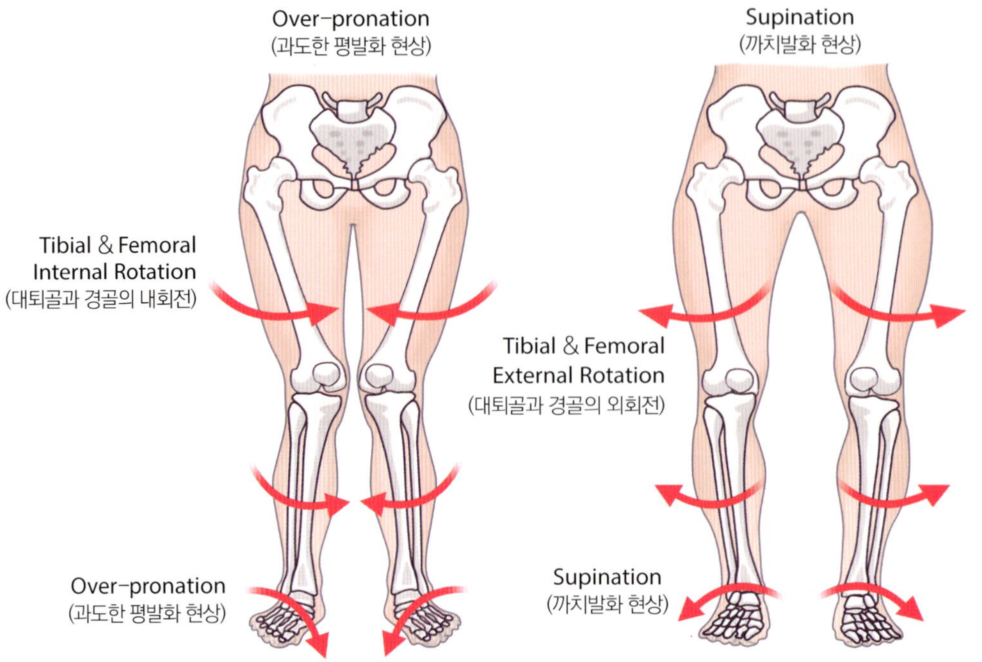

[그림11-2] 폐쇄성 힘사슬에서 평발화 현상과 까치발화 현상에 따른 생역학적 현상

폐쇄성 힘사슬에서 장족인 측의 평발화 현상은 보상작용으로 하지의 내회전을 발생시키고, 하지의 내회전으로 인해 고관절의 내회전이 발생한다. 이는 장골의 전방회전을 발생시키고, 장골의 전방회전은 다시 보상작용으로 고관절의 내회전을 증가시킨다.

폐쇄성 힘사슬에서 단족인 측의 까치발화 현상은 보상작용으로 하지의 외회전을 발생시키고, 하지의 외회전으로 인해 고관절의 외회전이 발생한다. 고관절의 외회전은 장골의 후방회전을 발생시키고, 장골의 후방회전은 보상작용으로 고관절의 외회전을 증가시킨다.

이러한 [그림11-2]와 같은 내회전된 하지측 골반의 위로 올라가 있고, 외회전되어 있는 하지측의 골반이 아래로 내려가 있는 자세 패턴은 짝다리를 짚을 때 흔하게 볼 수 있다. 하지만 그러한 자세에서 생역학적으로 골반내 비틀림을 동반한 움직임을 시작하는 것은 현실적으로 어렵다. 일시적인 정지된 상태에서는 가능하겠지만, 불편할 수 있는 짝다리 짚는 자세에서 골반내 비틀림을 발생시키면서 보행을 이어나가는 것은 쉽지 않다. 때문에 장골의 AS와 PI 변위는 이론적으로 가능한 장단족 현상을 보일 수는

있지만, 실제 보행이 주된 움직임인 일상생활에서 대다수의 사람에서 한쪽의 평발화 현상과 다른 한쪽의 까치발화 현상을 동반한 장단족 현상을 보이는 경우는 많지 않다.

다음 장부터는 양측 평발화 현상에 대해 좀더 자세히 알아보고, 이로 인해 발생할 수 있는 골반내 비틀림을 통한 골반의 변위와 기능성 단족에 대해 알아보고자 한다.

12장

양측 평발화 현상으로 인한 골반내 비틀림

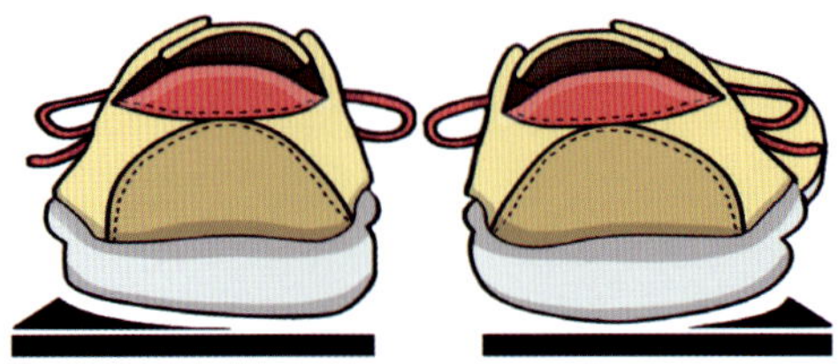

폐쇄성 힘사슬에서 양측 평발화 현상으로 인한 상태

[그림12-1] 비대칭적으로 닳아진 양측 신발의 뒤꿈치 바깥면

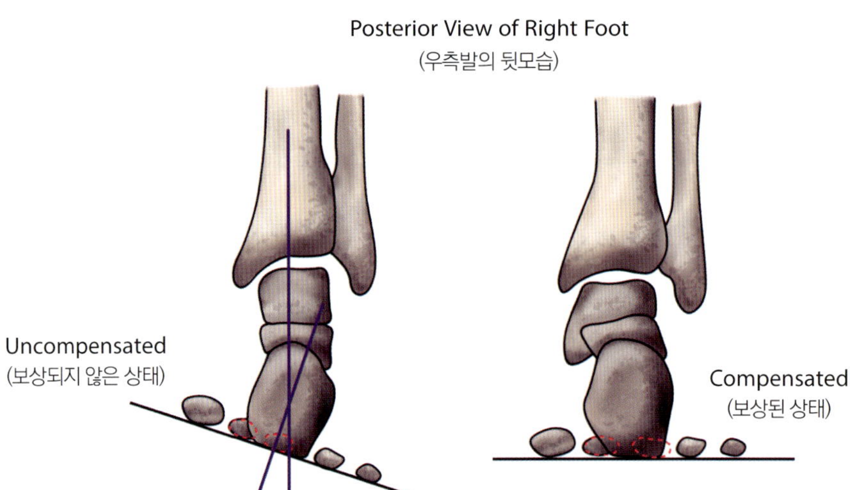

후족부 내반: 거골하 내반

[그림12-2] 후족부 내반으로 인한 보상작용

폐쇄성 힘사슬에서 보이는 후족부 내반은 땅에 닫는 순간 종골 내번으로 인해 신발 뒤꿈치 바깥면이 닳게 되고 (왼쪽 그림), 땅에 완전히 닫게 되면 폐쇄성 힘사슬에 대한 안정화 작용으로 평발화 현상이 발생된다(오른쪽 그림).

평발화(Pronated Foot) 현상은 폐쇄성 힘사슬에서 족궁이 내려앉을 때 전족, 중족, 후족부에 발생되는 연쇄적 현상을 말한다. 비대칭적으로 닳게 된 양측 신발의 바깥 면은 양측 평발화 현상의 상대적 차이를 의미하고, 대부분의 일반인에서 보이는 현상이다. 이 글을 읽고 있는 독자뿐만 아니라 주위 사람들의 양측 신발을 살펴본다면, 양측 신발의 뒤꿈치 바깥면이 닳아져 있는 것을 쉽게 확인할 수 있다.

개방성 힘사슬에서 발과 발목의 구조적 기형으로 인한 후족부 내반(Rearfoot Varus)은 종골의 내번(Inversion)을 발생시킨다. 후족부 내반은 발을 땅에 딛을 때 보상작용으로 거골하관절(Subtalar Joint)의 평발화(Pronation) 현상을 발생시킨다. 개방성 힘사슬과 폐쇄성 힘사슬 사이에서 발을 땅에 딛는 순간에 종골의 내번은 신발의 바깥 면을 닳게 하고, 땅을 딛게 되면 발과 발목의 안정화를 위한 보상작용으로 종골의 외번(Eversion)을 동반한 평발화 현상이 발생된다. 후족부 내반은 일반인의 85%에서 보일 수 있는 발과 발목의 구조적 기형을 말한다. 그렇기 때문에 양측 신발에서 바깥 면이 닳게 되는 현상은 후족부 내반에서 종골의 내번으로 인해 발을 땅에 디딘 후 발생되는 양측 평발화 현상을 의미한다.

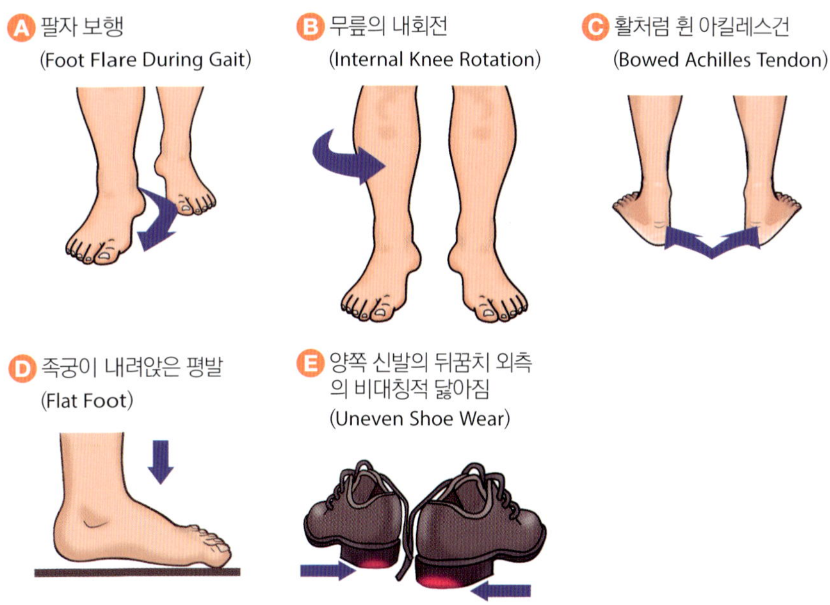

[그림12-3] 5가지 양측 평발화 현상

양측 평발화 현상은

첫 번째, 서 있을 때 양측 전족부의 외전을 보이는 팔자걸음

두 번째, 대퇴골의 내회전에 비하여 상대적인 경골의 외회전으로 인해 안으로 돌아가 보이는 양측 비복근

세 번째, 팔자걸음과 함께 보이는 활 모양의 아킬레스건

네 번째, 육안으로 평발을 보이는 족궁의 저하

다섯 번째, 비대칭적으로 닳아진 양측 신발의 바깥 면

이 다섯 가지를 관찰할 수 있다.

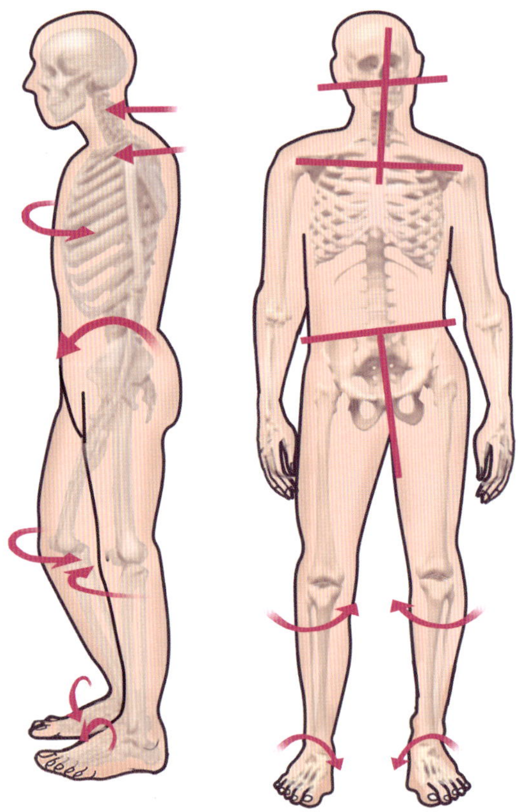

[그림12-4] 양측 평발화 현상을 동반한 골반내 비틀림

과도한 평발화 현상은 단족을 만들고, 상대적으로 덜한 평발화 현상은 장족을 만든다.

양측 평발화 현상에서 과도한 평발화 현상이 있는 쪽은 족궁 저하로 인해 하지부 단족이 발생하고, 상대적으로 작은 평발화 현상이 있는 쪽은 상대적 장족이 발생한다. 이러한 장족과 단족에 따른 장골들의 변위가 발생하게 된다. 이렇게 양측 평발화 현상 및 상대적인 평발화 정도의 차이는 특징적인 골반내 비틀림을 만들게 된다.

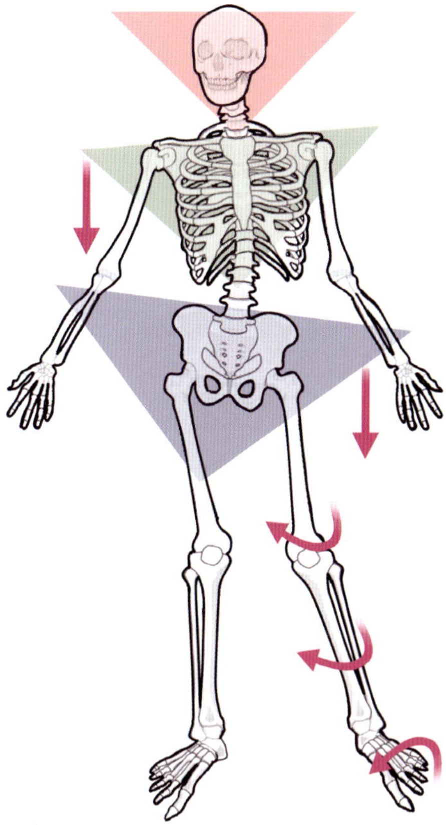

[그림12-5] 평발화 현상으로 인한 상행성 자세 비틀림 패턴

또한 평발화 현상은 내측 종족궁의 신장과 중족부에서 횡족궁의 저하를 발생시키고, 후족부에서 종골의 외번과 함께 거골하관절에서 종골 위에 거골의 내측하방 이동을 발생시키고 족궁을 아래로 내려앉게 한다. 과도한 평발화 현상으로 인한 족궁의 저하는 발과 발목의 불안정을 유발하고 이로 인해 통증이 발생하게 된다.

폐쇄성 힘사슬에서 거골하관절의 회내(Pronation)는 보상작용으로 경골의 내회전을 발생시킨다. 평발화될 때 경골에서 대퇴골까지 하지의 내회전이 발생하고, 대퇴골 전방경사(Femoral Anteversion)로 인한 보상작용으로 증가된 대퇴골의 내회전은 무릎의 외반슬(Genu Valgus)을 초래하고 이로 인해 무릎 통증이 발생하게 된다. 이렇게 평발화 현상은 발에서 하지를 거쳐 허리에 이르기까지 상행성으로 생역학적 보상작용을 발생시킨다.

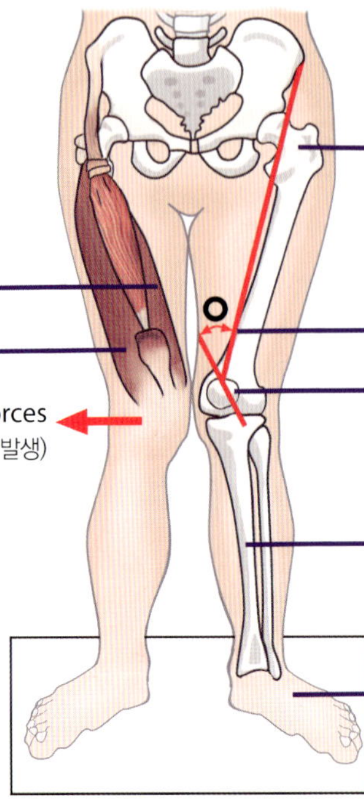

[그림12-6] 평발화 현상과 대퇴골 전방경사로 인한 외반슬

평발화 현상으로 인한 무릎의 외반슬은 고관절과 골반의 생역학적 과부하를 발생시키고 통증을 유발할 수 있다. 그리고 골반의 기능이상은 요추의 안정상태와 불안정상태를 만들어 생역학적 과부하를 초래하고 허리에서 기인한 통증을 발생시킬 수 있다.

이렇게 평발화 현상은 양측 발에서 비대칭적 평발화를 보이고, 이러한 양측 평발화 현상은 폐쇄성 힘사슬을 통해 상행성 자세 비틀림을 만든다.

13장

양측 평발화 현상을 동반한 장골들의 변위

일반적인 자세는 골반의 전방경사와 이에 대한 보상작용인 허리의 전만이 유지된 상태이다. 골반의 전방경사로 인해 양측 장골의 전방회전이 발생하지만 골반내 비틀림에 의해서 양측 장골들의 상대적인 전방회전과 후방회전도 발생한다.

평발화 현상의 보상작용인 하지의 내회전을 통해 고관절의 내회전이 발생하고, 장골의 전방회전이 발생한다. 양측 평발화 현상에서 과도한 평발화 현상이 있는 쪽은 하지의 내회전 양이 증가된다. 그렇기 때문에 고관절 내회전과 함께 장골의 전방회전이 상대적으로 평발화가 덜한 반대쪽에 비해 더 커지게 된다. 그리고 과도한 평발화 현상이 있는 쪽은 족궁의 저하로 상대적으로 좀더 단족이 된다.

상대적으로 평발화가 덜된 쪽은 하지의 내회전이 상대적으로 덜 되기 때문에 골반내 비틀림의 관점에서 하지의 외회전이 발생하는 것처럼 인식될 수 있다. 따라서 고관절의 내회전이지만 상대적으로 고관절의 외회전처럼 느껴질 수 있기 때문에 함께 발생하는 장골의 전방회전은 골반내 비틀림에 의해서 상대적으로 장골의 후방회전으로 인식될 수 있다. 평발화 현상이 적은 쪽은 과도한 평발화 현상에 비해 장족이 발생하고, 골반내 비틀림을 통해 장골들의 변위를 발생시킨다.

폐쇄성 힘사슬에서 과도한 평발화 현상이 있는 쪽은 골반내 비틀림을 통해 장골의 전방회전을 과도하게 발생시킨다. 그리고 상대적으로 과도한 장골의 전방회전과 평발화 현상으로 해당측의 장골에서는 전하방(AI) 변위가 발생하게 되며 기능적 단족이 된다. 평발화 현상이 적은 반대쪽은 골반내 비틀림을 통해 상대적인 장골의 후방회전 및 상대적으로 덜 진행된 평발화로 인해 장골의 후상방(PS) 변위가 발생하게 되며 기능적 장족이 된다. 따라서 보행을 바탕으로 한 일상생활에서 흔히 볼 수 있는 생역학적인 장

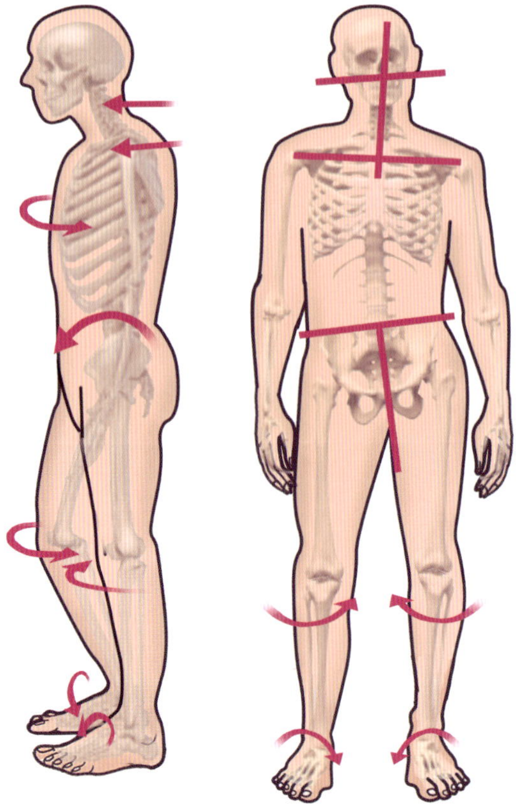

[그림13-1] LOL 유형의 천골 비틀림에서 양측 평발화 현상을 동반한 골반내 비틀림으로 인한 장골의 변위

과도한 평발화 현상을 동반한 우측 단족은 장골의 하방전위와 함께 전방회전이 발생하여 장골의 AI 변위를 보인다. 상대적으로 덜한 평발화 현상을 동반한 좌측 장족은 장골의 상방전위와 함께 후방회전이 발생하여 장골의 PS 변위를 보인다.

골의 변위는 AS와 PI 변위가 아니라 AI와 PS 변위를 통해 설명할 수 있다.

보편적으로 알려진 장골의 AS와 PI 변위는 이론적으로 원리를 설명할 수 있지만, 임상에서 이와 같은 자세패턴을 찾기란 어렵다. 그럼에도 장골의 AS와 PI 변위라는 이름으로 추나요법이나 도수치료 등을 통해 합리적 의심 없이 맹목적으로 수기치료를 하고 있다. 그렇기 때문에 장골의 AS와 PI 변위가 골반교정이나 짝다리 교정을 위한 진단과 치료법으로 지금까지도 왜 사용되었는지에 관한 생역학적 오류를 고민해 봐야 할 것이다.

14장

양측 평발화 현상으로 인한 골반의 생역학적 현상

양측 평발화 현상에서 나타나는 기능적 단족현상은 폐쇄성 힘사슬에서 골반내 비틀림을 발생시키고 이는 개인마다 고유한 천골 비틀림을 형성한다.

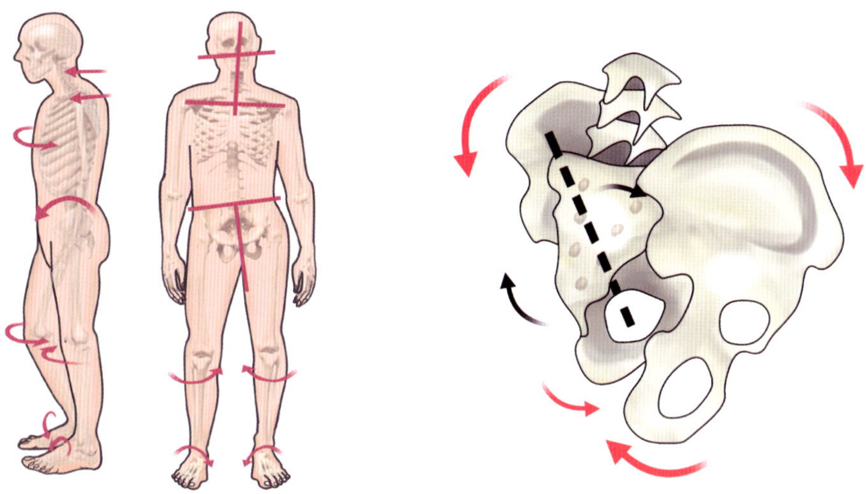

Ⓐ 우측 발의 과도한 평발화 현상으로 인해 우측 장골의 전방회전, 우측 고관절의 과도한 내회전과 굴곡, 우측 기능성 단족이 발생된다.

Ⓑ 골반내 비틀림에 의해서 우측 장골의 전방회전과 좌측 장골의 후방회전을 발생시킨다.

[그림14-1] 비대칭적인 양측 평발화 현상으로 인한 LOL 유형의 천골 비틀림

골반의 전방경사는 무증상이나 증상이 있는 환자에서 보이는 일반적 자세 패턴이고 양측 장골의 전방회전 상태를 말한다. 하지만 골반내 비틀림에 의해서 양측 장골의 전방회전은 한쪽은 전방회전, 반대쪽은 후방회전인 상대적 차이가 발생한다.

과도한 평발화 현상이 있는 쪽은 골반내 비틀림에서 장골의 전방회전, 상대적 단족 현상, 과도한 고관절 내회전, 천장관절면에서의 천골의 상대적 반대고개숙임을 보일 수 있다. 반대쪽은 골반내 비틀림에 의해서 상대적인 장골의 후방회전, 상대적인 장족 현상, 고관절 내회전, 천장관절면에서의 천골의 상대적 고개숙임을 보이게 된다.

골반내 비틀림에서 장골의 전방회전은 대둔근의 장력성 긴장으로 인해 고관절 신전 시 지연성 수축을 발생시키고, 협력근으로 작용하는 햄스트링의 과긴장을 발생시킨다. 장골의 전방회전에 대한 상대적인 천골의 반대고개숙임은 천장관절면에서 불안정 상태를 유발하기 때문에 고관절 신전 기능이 상대적으로 저하된 쪽에서 통증이 발생할 수 있다.

근골격계 생역학은 일반적 가치기준 아래 상대적 차이가 존재하기 때문에 생역학적 현상을 절대적으로 바라보는 것보다 상대적으로 고려해야 한다.

IV.
Dr.Cho's 생역학적 드롭 테크닉

(Biomechanical Drop Technique)

드롭 테크닉을 이용한 기존의 수기치료와
Dr.Cho's BDT(Biomechanical Drop Technique)의
생역학적 차이점을 설명하고, 장골 AI와 PS 변위에 따른
BDT를 설명하고자 한다.

15장

추나요법이나 도수치료와 Dr.Cho's Concepts의 BDT의 차이점

추나요법이나 도수치료는 장골의 PI 변위를 통해 단족을 진단하고, 후방회전으로 PI 변위된 장골의 드롭 교정을 시행하는 경우가 많다. 하지만 이러한 경험적 과정을 통해 드롭 교정을 시행해왔기 때문에 합리적인 진단적 기준을 제시하지 못하는 것이 현실이다. 그렇기 때문에 드롭 교정을 위한 진단기준은 합리적이고 논리적인 사고를 통해 생역학적으로 제시되는 것이 바람직할 것이다.

양측 평발화 현상에서 단족을 유발하는 과도한 평발화 현상은 장골의 전방회전을 유발하고, 장골의 전방회전으로 인한 장골의 AI 변위를 발생시킨다. 장족을 유발하는 상대적으로 덜한 평발화 현상은 장골의 상대적인 후방회전을 유발하고, 장골의 후방회전으로 인한 장골의 PS 변위를 발생시킨다. 양측 평발화 현상으로 인한 장골들의 변위는 반드시 골반내 비틀림을 동반해야 한다.

생역학적 골반내 비틀림에서의 단족은 장골의 PI 변위가 아니라 AI 변위를 의미하고, 골반의 상방전위를 동반한 기능성 장족은 장골의 AS 변위가 아니라 PS 변위를 의미한다.

복와위에서 합리적인 드롭 교정 방법은 후방회전된 장골을 교정하는 것이며, 생역학적으로는 장골의 PS 변위를 교정하는 것이다. 그리고 바람직한 드롭 테크닉은 양측 평발화 현상을 동반한 골반내 비틀림으로 인한 골반의 불균형을 정상화시키고, 골반의 기능이상으로 인한 천골 비틀림을 통해 기능회복을 촉진시키는 것이다.

Dr.Cho's Concepts의 BDT는 장골의 변위를 진단한 이후 천골 비틀림 유형을 진단하고, 드롭 교정을 통해 골반의 균형을 생역학적으로 조절한다. 그렇기 때문에 BDT의 진단 과정은 복와위에서 다리 길이의 차이를 통한 단순한 경험적 접근이 아니라 양측 평발화 현상을 동반한 골반내 비틀림을 통해 생역학적으로 접근하는 것을 의미한다.

복와위에서 다리 길이의 차이는 신경학적 불균형이나 생역학적 불균형으로 이해할 수 있고, 하지에서 외상이나 관절들의 병적 상태에서도 발생할 수 있는 현상이다. 그렇기 때문에 임상에서 장골의 PI 변위는 생역학적 관점으로 설명되지 않음에도 불구하고, 단족을 의미한다는 이유로 복와위에서 다리 길이의 차이를 검사하고 그에 따라 치료하는데, 이는 생역학적 관점에서 대표적인 학문적 오류로 생각된다.

아래 표1은 장골의 PI 변위를 교정의 대상으로 바라보는 추나요법(도수치료)과 골반의 균형을 생역학적으로 접근하는 BDT의 차이점을 설명하고 있다.

	추나요법(도수치료)	BDT
장골 변위와 장단족 상태	① 장족 → 장골의 AS 변위 ② 단족 → 장골의 PI 변위	① 장족 → 장골의 PS 변위 ② 단족 → 장골의 AI 변위
장골 변위와 장단족의 기전	2차원적인 구조적 접근	3차원적인 기능적 접근: → 양측 평발화 현상을 동반한 골반내 비틀림
골반내 비틀림의 연관성	① 일반적으로 고려하지 않음 ② 고려하는 경우 → 양발에서 이론상으로 보이는 까치발과 평발화 현상	반드시 고려함
폐쇄성 힘사슬에서 장단족과 연관된 양발의 상태	① 장족 → 평발화 현상 ② 단족 → 까치발화 현상 ③ 이론상 보이는 현상	① 장족 → 상대적으로 작은 평발화 현상 ② 단족 → 과도한 평발화 현상 ③ 일반인에서 관찰되는 대부분의 현상
단족교정의 방법과 기전	① 단족이 있는 후방회전된 장골을 드롭 교정 ② 장골의 PI 변위를 AS 방향으로 교정 ③ 순간적인 신장반사를 통해 근이완을 유도*	① 장족이 있는 후방회전된 장골을 드롭 교정 ② 후방회전된 장골을 천골의 고개숙임과 반대고개숙임에 따라 다르게 교정 ③ 골반의 균형을 생역학적으로 조절

[표15-1] 추나요법(도수치료)과 BDT의 차이점

* 부록 1. '단족검사와 PI 변위' 참고.

16장

Dr.Cho's Concepts의 BDT를 위한 진단❶

—양측 평발화 현상을 동반할 때 페이버검사(Faber Test)의 생역학적 의의

페이버검사를 통해 양측 평발화 현상에서 골반내 비틀림으로 인한 양측 장골의 회전상태를 간접적으로 확인할 수 있다.

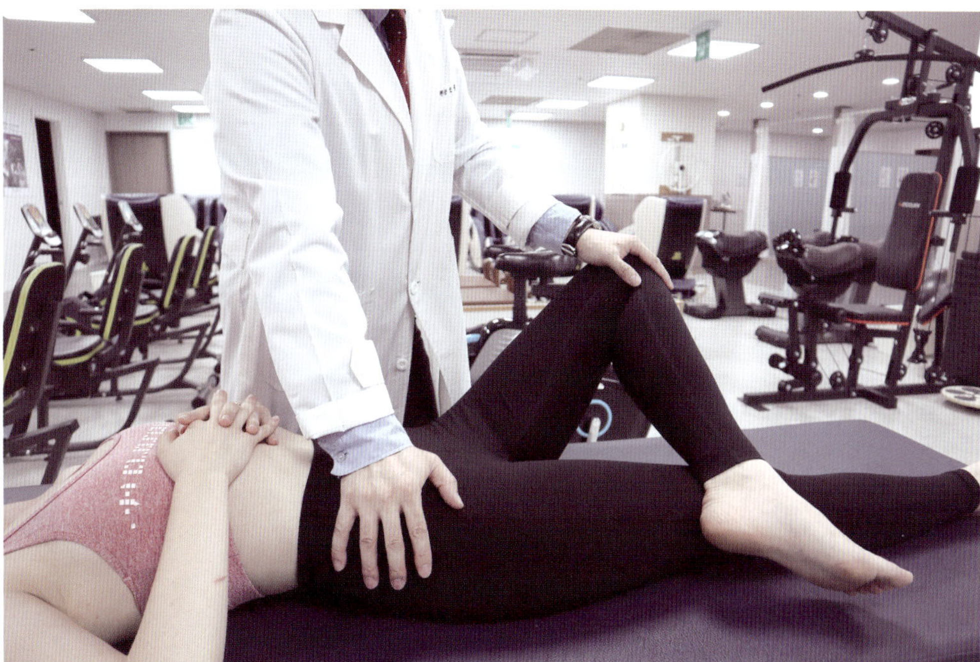

[그림16-1] 페이버검사

페이버(Faber)검사는 고관절의 굴곡(Flexion), 외전(Abduction), 외회전(External Rotation)을 통해 고관절의 움직임 저항과 통증 상태를 검사한다. 페이버검사 양성은 생역학적으로 고관절의 외회전 제한을 의미하고, 과도한 고관절 내회전으로 인한 장골의 전방회전을 의미한다.

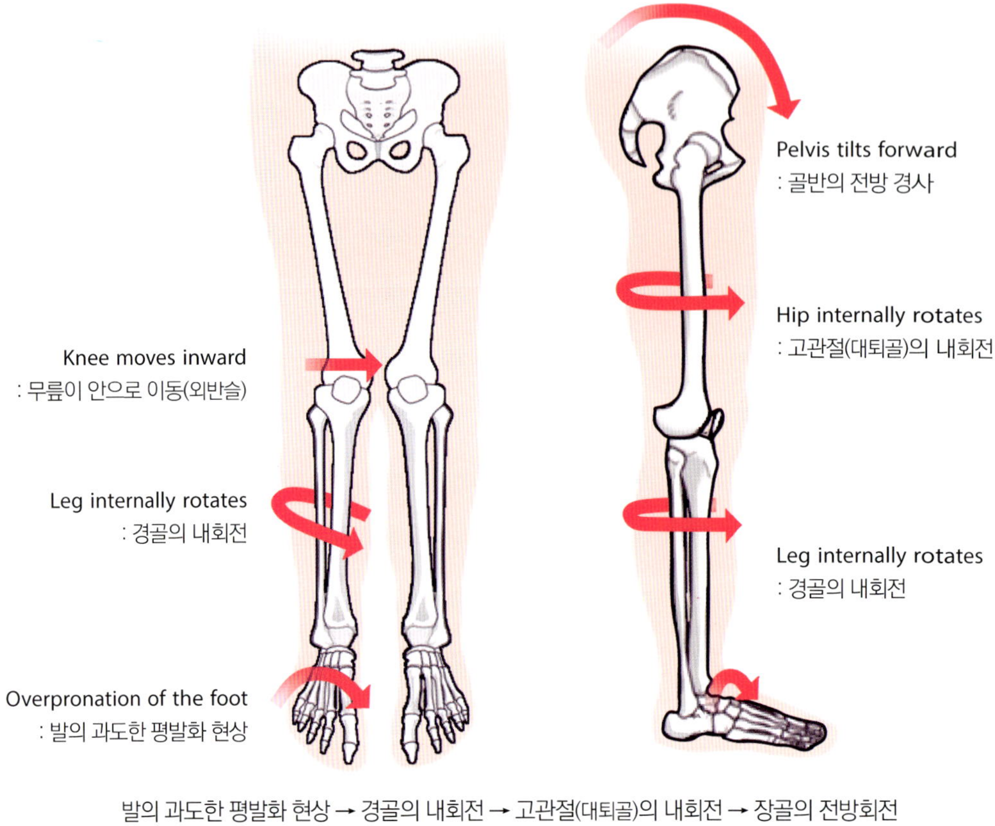

[그림16-2] 평발화 현상에서 고관절의 내회전과 장골의 전방회전

양측 평발화 현상의 보상작용으로 양측 하지의 내회전이 발생하고, 고관절 내회전으로 인한 양측 장골의 전방회전이 발생하게 된다. 양측 평발화 현상에서 골반내 비틀림은 양측 장골의 상대적 회전 움직임을 발생시키기 때문에 상대적으로 페이버검사 양성인 쪽은 과도한 고관절 내회전으로 인한 장골의 전방회전을 의미하고, 상대적으로 음성인 쪽은 고관절 내회전 양이 적은 상대적인 외회전으로 인한 장골의 후방회전을 의미한다.

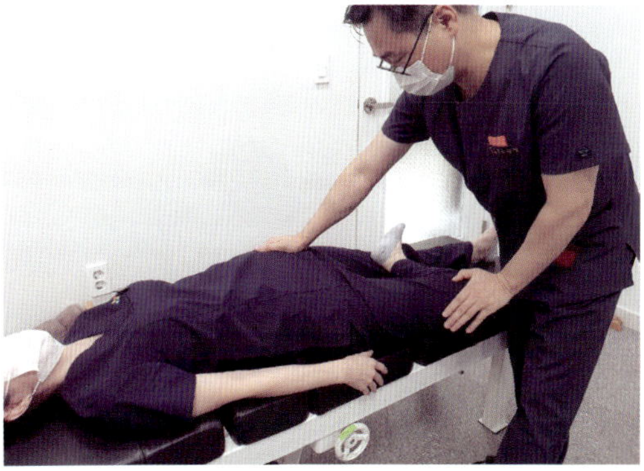

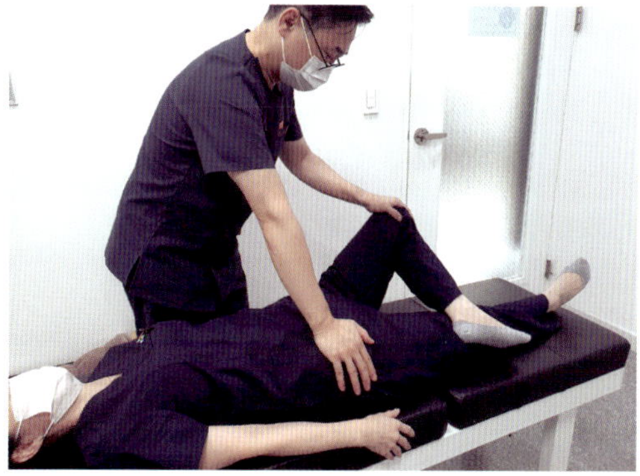

[그림16-3] 페이버검사 양성(좌측)과 페이버검사 음성(우측)

좌측 페이버검사에서 저항이 발생하고 우측에 비해 상대적으로 들려 있다면, 좌측 페이버검사 양성을 의미한다. 좌측 페이버검사 양성은 좌측 고관절의 과도한 내회전을 의미하고, 좌측 장골의 전방회전을 의미한다. 좌측 장골의 전방회전은 안정상태에서 ROR 유형의 천골 비틀림, 불안정상태에서의 ROL 유형의 천골 비틀림을 의미한다.

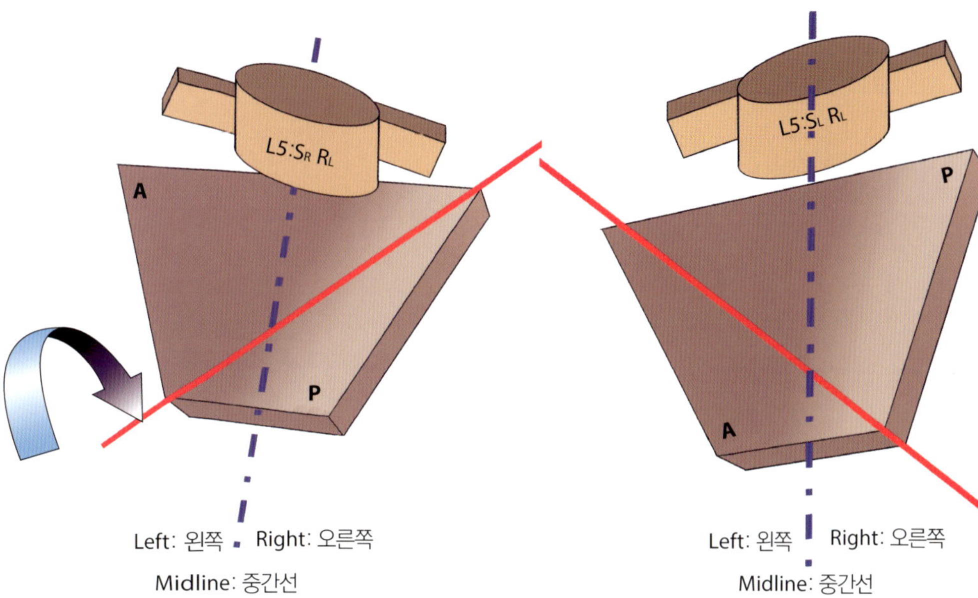

ROR 유형의 천골 비틀림(좌측)과 ROL 유형의 천골 비틀림(우측)

[그림16-4] 좌측 페이버검사 양성에서 보일 수 있는 천골의 비틀림 유형

양측 페이버검사를 시행할 때 상대적으로 페이버검사 음성이 있는 엉덩이 밑에 종이 한 장을 넣고 다시 페이버검사를 시행하면 양성으로 검사 결과가 변하고, 반대쪽 페이버검사는 음성으로 변한다. 수동적 고관절 굴곡 검사는 페이버검사의 오류를 줄이기 위한 재확인검사로써 이용할 수 있고, 고관절 굴곡으로 인해 장골의 후방회전이 발생하기 때문에 페이버검사 양성인 쪽 골반에서 수동적 고관절 굴곡 시 움직임 제한이 발생한다.

이학적 검사의 오류는 검사 환경의 변화나 조작방법에 따라 페이버검사뿐만 아니라 다양한 검사들에서 흔히 발생된다. 그렇기 때문에 근골격계 진단은 이학적 검사의 결과뿐만 아니라 생역학적 지식이 함께 고려되어야 한다.

17장

Dr.Cho's Concepts의 BDT를 위한 진단❷

―양측 평발화 현상을 동반할 때 페이버검사의 재확인

보행이나 고관절 굴곡의 시작은 골반내 비틀림에 의해서 장골의 전방회전이 발생하지만, 동적이나 정지된 상태에서 고관절을 90도 이상 들어 올리면 장골의 후방회전이 발생한다.

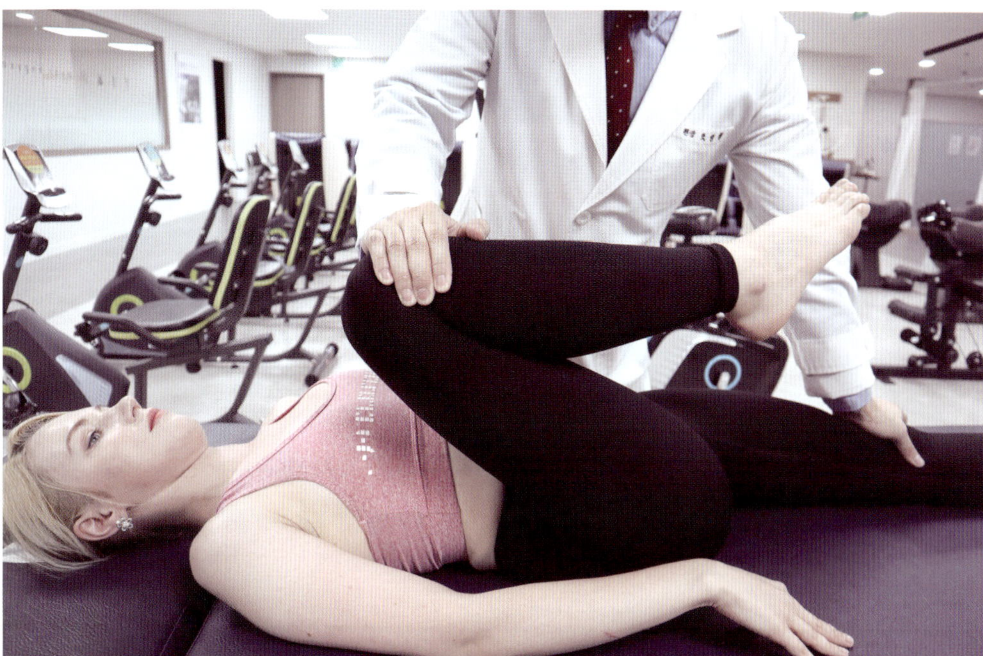

[그림17-1] 수동적 고관절 굴곡 검사

수동적 고관절 굴곡 검사는 앙와위에서 고관절의 굴곡을 시행하고, 양측 고관절의 움직임 저항의 정도를 검사한다. 양측 수동적 고관절 굴곡 검사에서 상대적 양성은 생역학적으로 장골의 전방회전을 의미하므로 페이버검사의 양성 결과를 재확인할 수 있다.

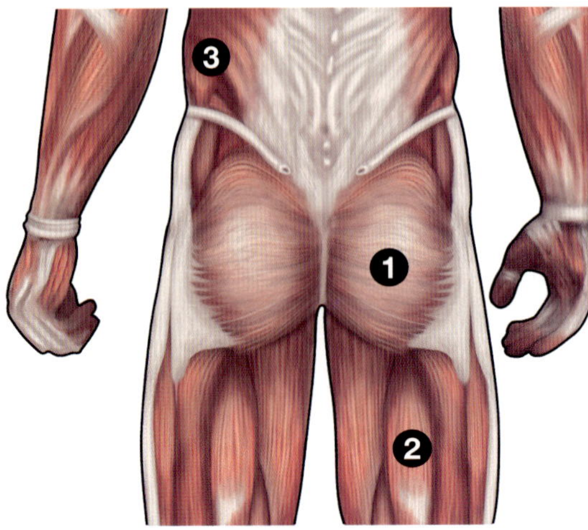

고관절 신전 시 대둔근, 햄스트링 척추기립근 순서로 활성화된다.

[그림17-2] 정상적인 고관절 신전 활성화 패턴 순

복와위에서 고관절 신전은 대둔근, 햄스트링, 척추기립근 순서로 근육의 수축이 활성화된다. 하지만 고관절의 기능이상은 고관절의 움직임의 축을 전방으로 활주시키고, 고관절 신전 시에 대둔근의 정상적 작용보다는 햄스트링의 과활성화를 발생시킨다. 장골의 과도한 전방회전은 대둔근의 장력성 긴장 및 고관절 기능이상을 일으켜 고관절 신전 시 지연성 수축이 발생하고, 협력근으로 작용하는 햄스트링의 과부하와 함께 안정근으로 작용하는 척추기립근의 과긴장을 유발한다. 즉 양측 고관절 신전 활성화 검사에서 상대적 양성은 생역학적으로 장골의 전방회전을 의미하고, 페이버검사의 양성 결과로 재확인할 수 있다.

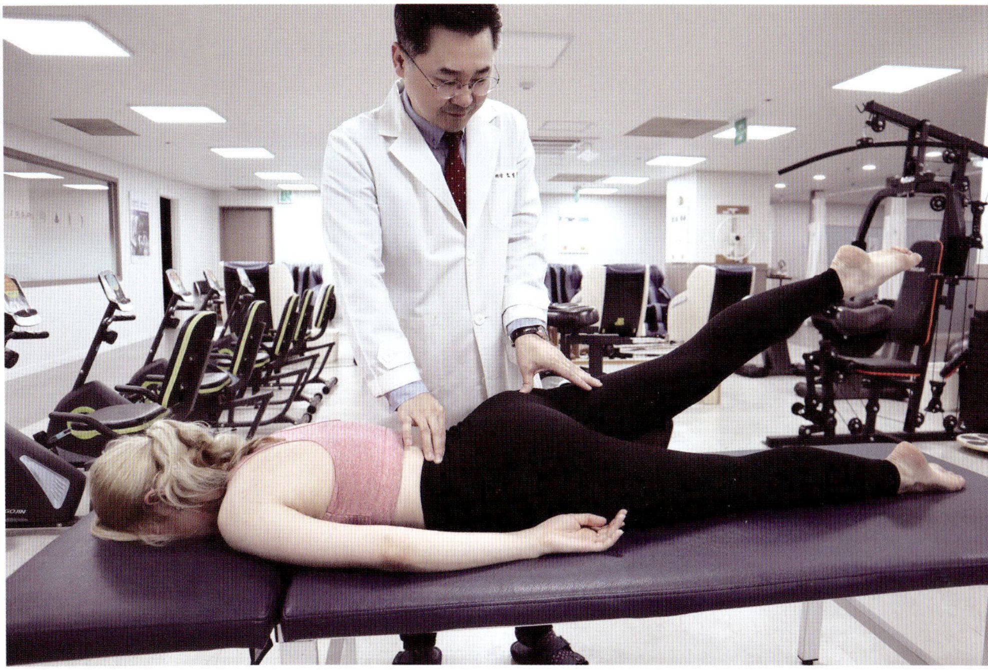

[그림17-3] 고관절 신전 활성화 검사

양측 평발화 현상을 동반한 골반내 비틀림에서 장골의 전방회전은 양측 페이버검사, 수동적 고관절 굴곡 검사, 고관질 신전 활성화 검사를 통해 상대적 양싱을 보이는 쪽이고, 상대적 음성을 보이는 쪽은 장골의 후방회전을 의미한다. 이러한 검사들을 통해 골반내 비틀림에서 장골의 회전상태를 간접적으로 진단하고, 천골 비틀림의 유형을 유추할 수 있다.

18장

Dr.Cho's Concepts의 BDT를 위한 진단❸

—골반내 비틀림에서 천골 비틀림 유형에 대한 진단

골반내 비틀림은 고유한 천골의 비틀림 패턴을 형성하고, 천골 비틀림의 안정과 불안정상태에 따라 장골의 전방회전을 결정짓는다. 또한 천골 비틀림의 안정과 불안정상태는 보상작용으로 발생하는 요추의 안정과 불안정상태를 통해 결정된다. 그리고 요추의 안정상태와 불안정상태는 디스크내 압력의 유무와 움직임 제한의 방향을 통해 상태여부를 고려할 수 있다.

앞의 검사들을 통해 장골의 전방회전을 진단하고, 요추의 상태와 증상을 통해 천골의 비틀림 패턴을 진단할 수 있다.

요추의 안정상태와 불안정상태

요추의 안정상태는 허리의 전만을 통해 디스크내 음압을 유지하는 상태이며 이때는 허리의 굴곡보다는 과도한 신전상태일 때 움직임 제한이 나타난다. 안정상태에서 환자는 무증상이나 가벼운 허리 통증을 호소하고, 체형이나 자세교정을 위해 내원하는 경우가 흔하다. 허리 전만은 디스크내 음압이 발생하는 안정적인 자세이고, 전만상태에서 신전 움직임을 발생시키면 후관절은 신전으로 인한 충돌이 발생하고 이로 인해 가벼운 통증이나 불편감을 호소할 수 있다.

요추의 불안정상태는 허리의 전만소실로 인해 디스크내 양압이 발생하고, 허리 굴곡 시 디스크내 압력 증가로 인한 경막자극으로 통증이 나타날 수 있다.

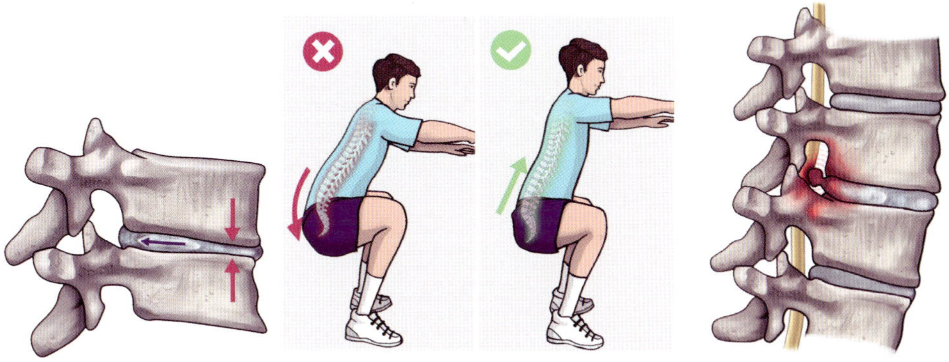

A 요추 굴곡 시 디스크내 압력이 증가하기 때문에 경막자극으로 허리 통증이 발생한다.

B 불량한 스쿼트는 허리 굴곡으로 인해 디스크내 압력을 더 증가시켜 허리 통증을 유발(좌측), 불안정상태로 인해 디스크 팽륜을 발생시키고 허리 신전 시 경막을 자극하기 때문에 올바른 스쿼트에도 통증을 유발(우측).

C 불안정상태로 인해 디스크 팽윤상태를 유지하고 허리 신전 시 디스크내 감압을 발생시키지 못하고 오히려 경막자극으로 인한 허리 통증을 유발한다.

[그림18-1] 불안정상태에서 스쿼트를 할 때 통증이 발생되는 원인

불안정상태에서 환자는 심한 급성의 허리에서 기인한 통증(Lumbogenic Pain)과 특징적으로 아침에 일어날 때 허리 통증을 호소한다. 디스크내 압력은 허리의 굴곡 움직임에 따라, 허리의 전만소실 자세에 따라 증가할 수 있다. 디스크 팽윤으로 인한 경막자극은 극심한 허리 통증이 발생하고 특징적으로 아침에 일어날 때 허리의 불편감을 호소한다. 디스크 돌출로 인한 신경뿌리 자극은 허리 통증뿐만 아니라 좌골신경통을 유발하고, 신경차단에 의한 신경학적 결손증상을 동반한다. 또한 일반적인 좌골신경통 양상의 통증은 불안정상태로 볼 수 있다.

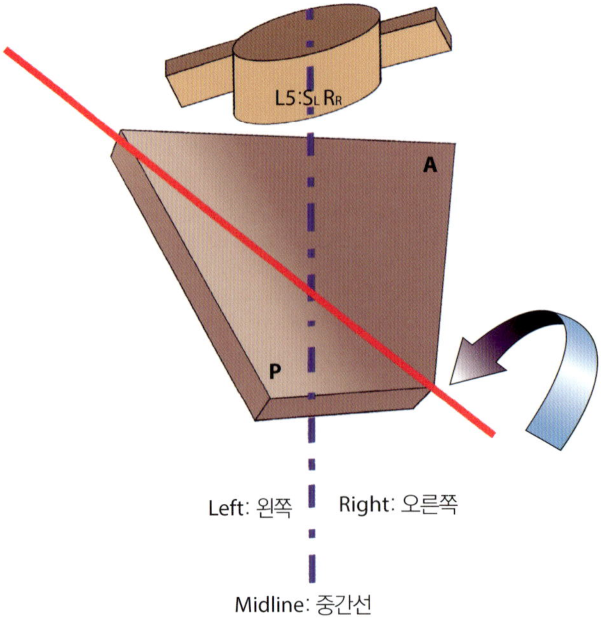

우측 장골의 전방회전과 좌측 장골의 후방회전

[그림18-2] 안정상태에서 LOL 유형의 천골 비틀림

환자는 우측 페이버검사에서 양성을 보이고 자세교정을 위해 내원하였다. 환자의 골반 회전 상태는 우측 장골의 전방회전, 좌측 장골의 후방회전을 보일 수 있다. 그리고 환자의 디스크내 압력과 관계없는 자세교정을 목적으로 한 내원으로 이는 요추의 안정상태라고 볼 수 있다. 그렇기 때문에 환자 천골 유형은 천골의 좌측 경사축을 중심으로 고개숙임을 동반한 천골의 좌측 비틀림에 해당할 수 있고, 이러한 천골의 비틀림 상태를 LOL 유형이라 한다.

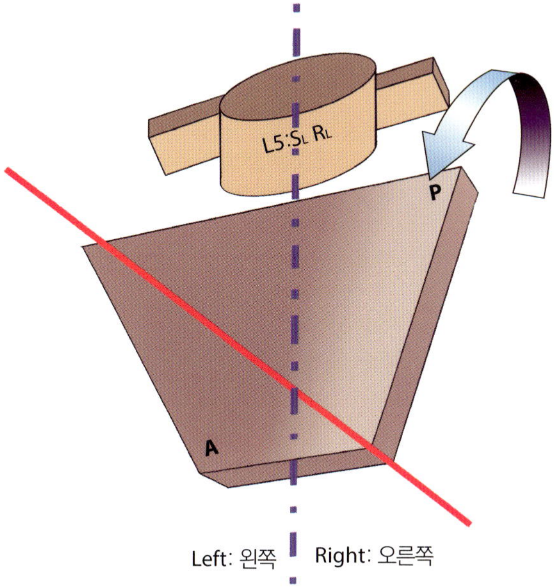

좌측 장골의 전방회전과 우측 장골의 후방회전

[그림18-3] 불안정상태에서 ROL 유형의 천골 비틀림

환자는 좌측 페이버검사에서 양성을 보이고, 아침에 일어날 때 심한 허리 통증을 호소하였다. 통증 양상은 중앙에서 좌측으로 치우치고, 기침을 할 때 허리가 울리는 증상을 호소하였다. 이때 환자의 골반 회전상태는 좌측 장골의 전방회전, 우측 장골의 후방회전으로 볼 수 있다. 그리고 환자는 디스크내 압력 증가로 인한 경막자극 증상을 호소하기 때문에 디스크 팽윤으로 인한 경막자극을 동반한 불안정상태를 고려할 수 있다. 그렇기 때문에 환자의 천골 유형은 좌측 경사축을 중심으로 반대고개숙임을 동반한 천골의 우측 비틀림에 해당할 수 있고, 이러한 천골 비틀림 상태를 ROL 유형이라 한다.

환자는 좌측 페이버검사에서 양성을 보이고, 좌측 엉덩이와 하지로 땅기는 통증을 호소하였다. 통증 양상은 보행 시 통증을 심하게 호소하였고 신경학적 결손증상은 없었다. 그리고 최근에 MRI상 척추관 협착증 진단을 받았다. 환자의 골반상태는 좌측 장골의 전방회전, 우측 장골의 후방회전으로 볼 수 있다. 추간판사이 협착은 추간공내 신경뿌리 압박으로 인해 좌측 좌골신경통 양상의 통증을 발생시키고 불안정상태를 의미한다. 그렇기 때문에 환자의 천골유형은 좌측 경사축을 중심으로 반대고개숙임을 동반한 천골의 우측 비틀림을 의미할 수 있고, 이러한 천골의 비틀림 상태를 ROL 유형이라 한다.

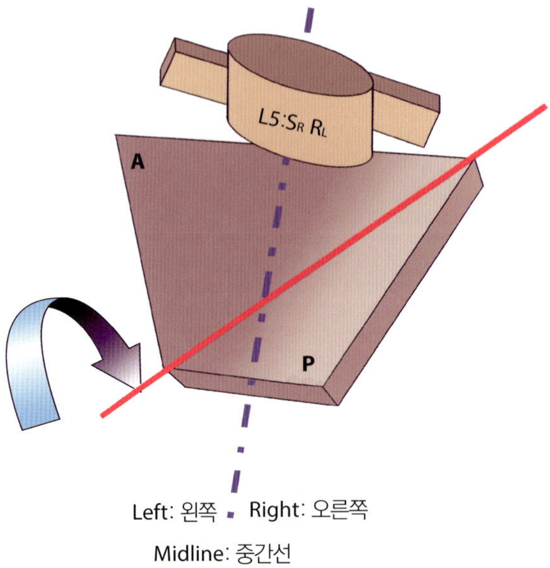

좌측 장골의 전방회전과 우측 장골의 후방회전

[그림18-4] 안정상태에서 ROR 유형의 천골 비틀림

환자는 좌측 페이버검사에서 양성을 보이고, 가벼운 허리의 불편감과 함께 신전 시 허리의 묵직한 느낌을 호소하였다. 환자의 골반 회전상태는 좌측 장골의 전방회전, 우측 장골의 후방회전으로 볼 수 있다. 그리고 환자의 신전 움직임 시에 디스크내 압력과 관계없이 후관절의 충돌로 인해 불편감이 발생할 수 있으며, 이는 안정상태를 의미한다. 그렇기 때문에 환자의 천골 유형은 우측 경사축을 중심으로 고개숙임을 동반한 천골의 우측 비틀림에 해당할 수 있고, 이러한 천골의 비틀림 상태를 ROR 유형이라 한다.

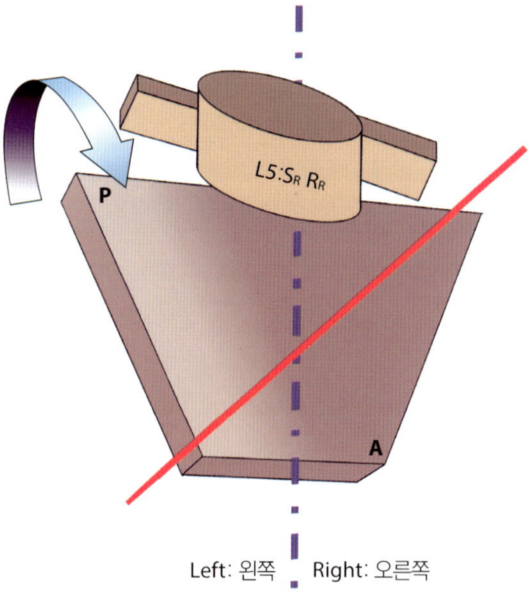

우측 장골의 전방회전과 좌측 장골의 후방회전

[그림18-5] 불안정상태에서 LOR 유형의 천골 비틀림

환자는 우측 페이버검사에서 양성을 보이고, 우측 좌골신경통과 우측 하지의 무력감을 호소하였다. 통증 양상은 허리를 굽힐 때 증상이 악화되었고, 기립자세에서 통증 감소를 보였다. 환자의 골반 회전상태는 우측 장골의 전방회전, 좌측 장골의 후방회전으로 볼 수 있다. 환자의 증상은 신경차단에 의한 신경학적 결손증상을 동반한 불안정 상태를 고려할 수 있다. 또한 굴곡 시 증상악화는 디스크내 압력증가로 인한 불안정상태를 의미한다. 그렇기 때문에 환자의 천골유형은 우측 경사축을 중심으로 반대고개 숙임을 동반한 천골의 좌측 비틀림에 해당할 수 있고, 이러한 천골의 비틀림 상태를 LOR 유형이라 한다.

골반내 비틀림과 양측 평발화 현상을 통해 천골 비틀림 유형의 진단을 생역학적으로 설명할 수 있다. 천골 비틀림의 4가지 유형을 근골격계 허리 질환을 접근하는 기본적 방법으로 선택을 하였다. 그리고 이학적 검사와 생역학적 이론은 한계가 분명 있기 때문에 절대적 기준으로 이해하기보다 상대적으로 이해하는 것이 바람직하다.

19장

Dr.Cho's Concepts에서 진단으로써 단족검사의 의의

—신경학적 불균형(Neurological Imbalance)을 통한 기능적 단족의 이해

생역학적 골반내 비틀림을 통해서도 근육 불균형이 발생하고 이로인해 신경학적 불균형이 발생할 수 있다.

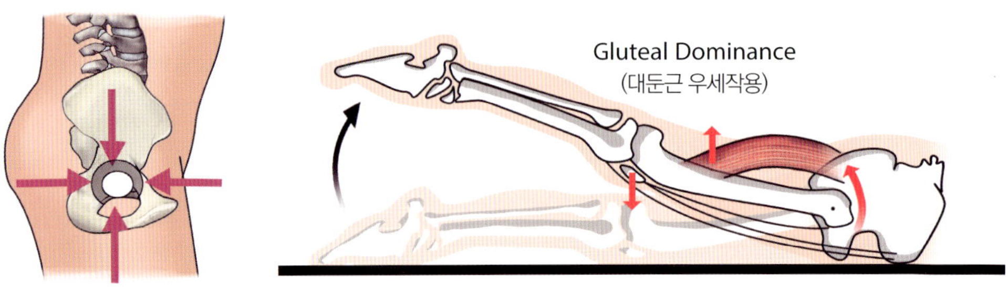

Ⓐ 정상적인 장골의 전방회전 상태에서 고관절의 중심축은 신전 시 정상적으로 작동한다. 고관절 신전 시 대둔근의 근수축 활성화가 정상적으로 먼저 작동한다.

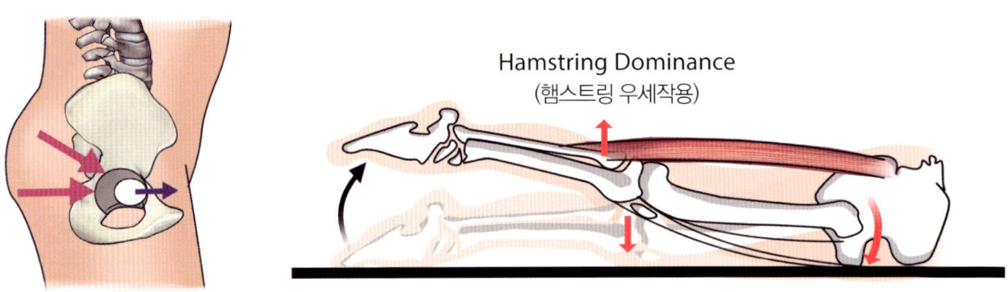

Ⓑ 과도한 장골의 전방회전 상태에서 대퇴골두의 전방활주가 발생되고, 고관절의 중심축 변화로 인해 신전 시 제한이 발생한다. 고관절 신전 시 고관절 중심축의 변화로 인해 대둔근의 지연성 수축이 발생한다. 그리고 협력근으로 작용하는 햄스트링이 먼저 활성화되고, 신전 시 움직임을 안정화시키기 위해 하부 요추신전근 과부하가 발생한다.

[그림19-1] 고관절 신전 활성화 패턴의 이상에 따른 생역학적 현상

골반의 전방경사에서 골반내 비틀림에 의해 상대적인 편측의 장골의 과도한 전방회전이 발생한다. 과도한 장골의 전방회전은 대둔근의 장력성 긴장으로 인한 근약화를 발생시키고, 대둔근의 주작용인 고관절 신전 시에 지연성 수축이 발생하게된다. 대둔근의 약화는 이처럼 고관절 신전 활성화의 패턴을 손상시키고, 협력근으로 작용하는 대퇴이두근을 과도하게 긴장시킨다. 또한 고관절 신전 시 허리의 안정화를 위해 허리의 전만 유지와 하부 요추신전근의 긴장이 증가하게 된다. 이러한 근육 불균형 패턴은 폐쇄성 및 개방성 힘사슬에서 모두 관찰할 수 있다.

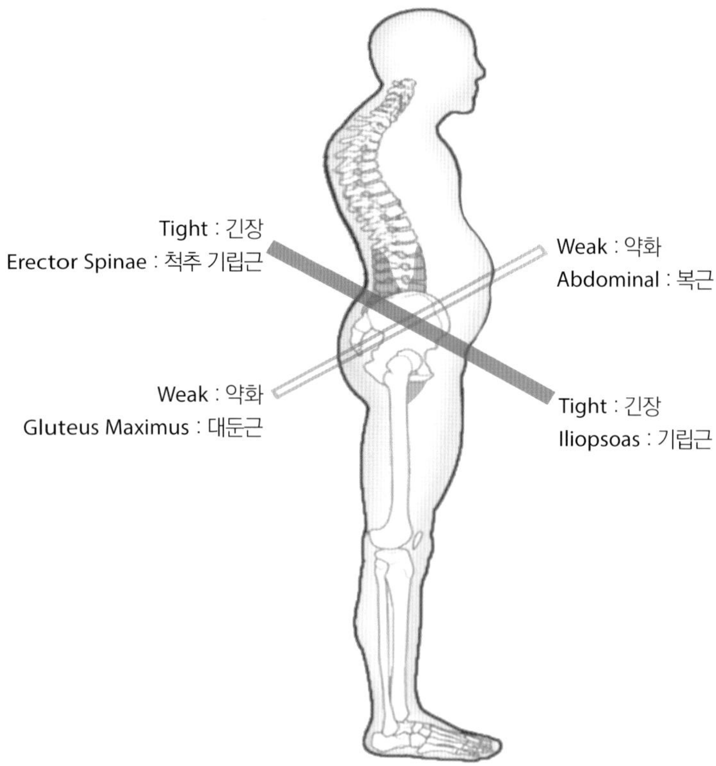

[그림19-2] 장골의 과도한 전방회전과 고관절 신전 활성화 패턴의 이상에 따른 근육 불균형

양측 평발화 현상이 동반한 상태에서 편측 장골의 과도한 전방회전은 기능성 단족을 만들고, 대퇴골두 전방 활주와 고관절 내회전을 유발시킨다. 고관절 중심축의 변화는 대둔근의 지연성 수축으로 인한 근약화와 대퇴이두근의 과긴장을 발생시키고, 고관절 신전 시 안정화를 위해 하부 요추신전근의 과긴장을 유발한다. 이러한 근육 불균형은 생역학적 불균형으로 인한 신경의 촉진과 억제를 통해 발생한다. 또한 얀다의 하부교차증후군과 유사한 패턴을 보인다.

복와위에서 일반적 자세 역시 골반의 전방경사이고, 이때에도 골반내 비틀림이 유지된다. 폐쇄성 힘사슬에서 양측 평발화 현상을 동반한 골반내 비틀림에서 상대적으로 한쪽의 장골의 과도한 전방회전이 이뤄지고, 이는 기능성 단족을 발생시킨다. 마찬가지로 복와위에서도 동일하게 나타난다. 복와위에서도 장골의 과도한 전방회전으로 대둔근의 장력성긴장, 근약화와 지연성수축이 발생하고, 협력근 우세반응(Synergistic Dominance)으로 대퇴이두근의 과긴장이 유발된다. 허리 안정화를 위한 근육 불균형은 촉진된 신경신호의 과부하로 인해 하부 요추신전근의 긴장을 증가시키고, 억제된 신경신호의 과부하로 인해 대둔근과 복근을 약화시킨다. 허리 안정화를 위해 촉진된 신경신호의 과부하와 억제된 신경신호의 과부하로 인한 충돌현상으로 신경학적 불균형(Neurological Imbalance)이 발생하고, 이로 인하여 근육 불균형이 발생한다.

임상에서 기능성 단족은 양측 평발화 현상을 동반한 골반내 비틀림에서 상대적으로 장골의 전방회전을 발생시키는 쪽과 허리의 안정화를 위해 신경학적 불균형으로 하부 요추신전근과 대퇴이두근의 과긴장을 발생시키는 쪽에서 유발될 가능성이 크다. 일반적인 단족검사에서 볼 수 있는 단족은 기능성 단족으로 폐쇄성 힘사슬에서 장골의 과도한 전방회전과 고관절 활성화 패턴 이상으로 인한 신경학적 불균형 현상으로 설명할 수 있다. 그렇기 때문에 장골의 PI 변위는 생역학적으로 단족을 의미하는 것이 아니라 장골의 AI 변위가 생역학적으로 기능성 단족을 의미하는 것이다.

이러한 학문적 오류가 지금도 단족교정이나 검사를 통해 버젓이 행해지고, 추나요법이나 도수치료 등의 강의를 통해 단족은 장골의 PI 변위라고 설명되는 현실은 합리적 의심없이 수십 년간 받아들여 온 학문적 사대의 현실을 보여주는 민낯이 아닐까 생각된다.

20장

안정상태에서 BDT의 치료적 접근법

안정상태에서 LOL 유형의 천골 비틀림은 천골의 좌측 경사축을 중심으로 좌측으로 과도하게 회전된 상태를 말하고, 천골의 고개숙임이 과도하게 발생하는 기능이상을 말한다. 또한 양측 평발화 현상을 동반한 LOL 유형의 천골 비틀림에서는 골반내 비틀림에서 우측 장골의 전방회전과 좌측 장골의 후방회전이 발생하고, 우측 고관절의 과도한 내회전과 좌골 고관절의 상대적인 외회전이 발생하게 된다. 천골 비틀림에 대한 치료적 접근법은 과도한 회전과 고개숙임의 움직임 장애를 회복시키고, 움직임 장애로 인한 통증을 함께 조절하는 것이다.

LOL 유형의 천골 비틀림에서 천골의 치료적 접근법은 천골의 과도한 좌측 회전을 회복시키기 위해서 천골의 우측 회전을 발생시키는 것이고, 천골의 과도한 고개숙임을 회복시키기 위해서 천골의 반대고개숙임을 발생시키는 것이다. 치료 방향은 천골의 우측 회전과 반대고개숙임을 인위적으로 유발시키는 것이다.

LOL 유형의 천골 비틀림에서 장골의 치료적 접근법은 양측 장골들의 균형을 조절시키기 위해서 복와위에서 좌측으로 후방회전된 장골을 전방으로 회전시키는 것이다. 치료 방향은 천골의 반대고개숙임과 함께 장골의 전방회전을 인위적으로 유발시키는 것이다.

LOL 유형의 천골 비틀림에서 BDT는 측와위에서 천골의 우측 회전과 반대고개숙임을 향해 드롭을 시행하고, 복와위에서 좌측 장골의 전방회전과 반대고개숙임을 향해 드롭을 시행한다. 임상에서 천골을 교정할 때 천골의 회전 움직임을 직접적으로 교정할 수 없다. 그렇기 때문에 나사못처럼 움직이는 요천추 접합부의 움직임을 통해 요추의 움직임으로 천골을 교정하게 된다. 요천추 접합부의 움직임은 천골이 한 방향으

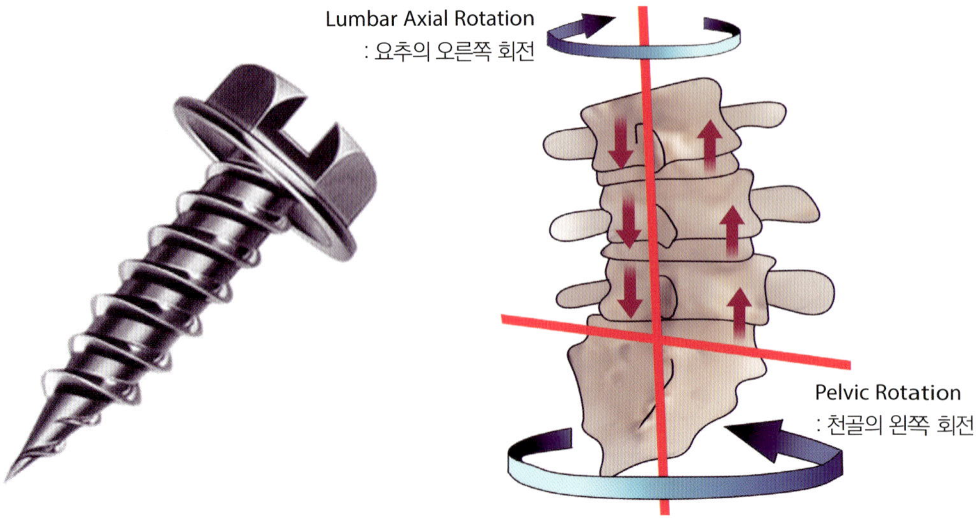

[그림20-1] 요천추 접합부의 움직임과 천골의 회전 교정

요추와 천골의 회전 움직임은 서로 반대 방향이다. 만약 요추가 좌측으로 회전한다면 천골은 움직임이 발생하지 않아도 상대적으로 우측으로 회전하는 움직임이 일어나게 된다. LOL 유형의 천골 비틀림은 천골이 좌측으로 과도하게 회전을 했기 때문에 치료방향은 우측으로 천골을 회전시켜야 한다. 하지만 천골을 직접적으로 교정할 수 없기 때문에 요추를 좌측으로 회전시켜 교정하게 된다.

로 회전을 할 때, 요추는 움직이지 않더라도 천골의 입장에서 반대 방향으로 회전이 발생하는 것으로 인식된다. 요추와 천골은 서로 반대방향으로 회전 움직임이 발생한다. LOL 유형의 천골 비틀림에서 천골의 우측 회전은 요추의 좌측 회전을 통해서 간접적으로 교정치료를 시행할 수 있다.

LOL 유형의 천골 비틀림에서 요추의 BDT 교정방향은 허리의 좌측 회전을 통해 천골의 우측 회전을 간접적으로 발생시키고, 허리의 굴곡을 통해 천골의 반대고개숙임을 간접적으로 발생시키는 것이다. 그리고 시술자는 장골의 AI 변위와 전방회전을 의미하는 페이버검사 양성인 환자의 우측 위치에 선다. 페이버검사 양성은 수동적 고관절굴곡검사, 고관절 신전 활성화검사를 통해 재확인을 할 수 있다. 그리고 페이버검사 양성은 장골의 전방회전에 대한 보상작용으로 고관절의 과도한 내회전을 의미하고, 골반내 비틀림에서 장골의 전방회전에 따른 상대적인 천골의 반대고개숙임을 의미한다. 안정상태에서 LOL 유형의 천골 비틀림이지만 페이버검사 양성인 우측의 천장관절은 상대적으로 불안정한 상태로 허리에서 기인한 통증이 발생할 가능성이 우측에서 높다.

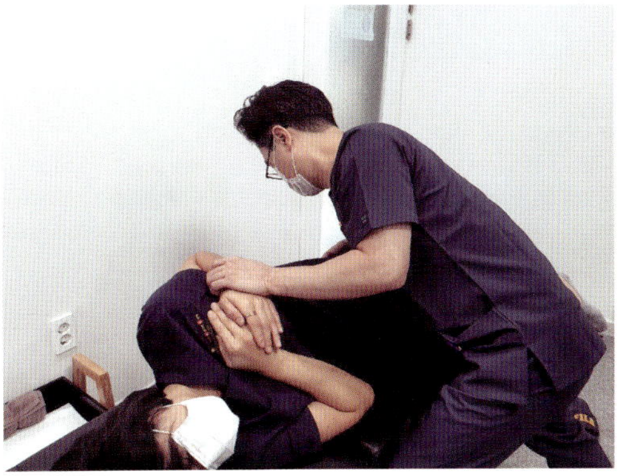

Ⓐ 측와위에서 허리의 좌측 회전을 통해 우측 회전방향으로 천골을 교정하기 위해 환자의 좌측 어깨를 잡고 밀어서 고정한다.

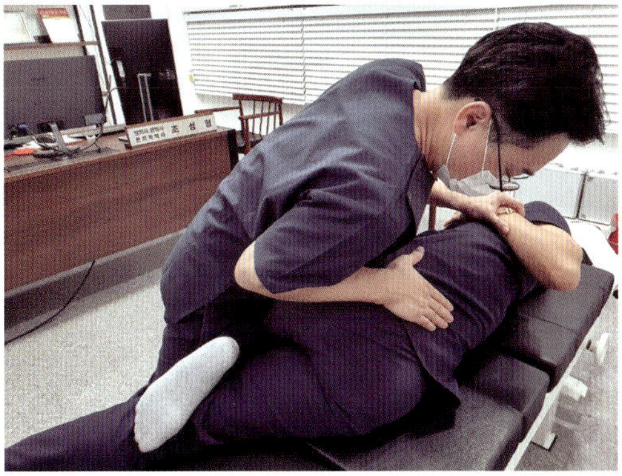

Ⓑ 천골의 과도한 고개숙임을 교정하기 위해 허리 굴곡자세에서 좌측 좌골을 시술자를 향해 아래로 밀고, 천골 반대고개숙임을 만들기 위해 치료자의 우측 손으로 골반을 고정한다.

[그림20-2] LOL 유형의 천골 비틀림에서 요추의 BDT

LOL 유형의 천골 비틀림에서 요추의 BDT 교정 순서는 아래와 같다.

첫 번째, 우측을 기대고 누운 측와위에서 환자의 좌측 무릎을 구부려 곧게 뻗은 우측 발의 오금부위에 올려놓는다.

두 번째, 천골의 우측 회전을 위해서 간접적으로 허리를 좌측으로 회전시킨다.

세 번째, 천골의 반대고개숙임 방향으로 교정하기 위해서 간접적으로 허리의 굴곡자세를 유지하여 요추의 드롭 교정을 시행한다.

네 번째, 치료자의 좌측 손은 환자의 좌측 어깨를 잡고 밀어서 고정시켜 허리의 좌측 회전을 유지한다.

다섯 번째, 치료자의 우측 손은 엄지손가락이 머리방향을 향하도록 하고 상완부로 환자의 좌측 장골의 고관절 후면부에 접촉하여 치료자 방향으로 골반을 당겨 고정시킨 자세를 유지한다.

여섯 번째, 다섯 번째와 같이 좌측 손과 우측 손으로 환자의 몸이 트위스트된 잠김현상을 만들어주고 허리의 굴곡자세를 유지하며 드롭 교정을 시행한다.

일곱 번째, 여섯 번째 순서에 따라 환자의 좌측 장골에 접촉된 치료자의 우측 상완부 쪽으로 상체의 힘을 실으면서 요추의 드롭 교정을 시행한다. 이때 드롭의 방향은 허리를 향하는 것이 아니라 천골 비틀림 방향을 따라 우측 고관절을 향해 시행한다.

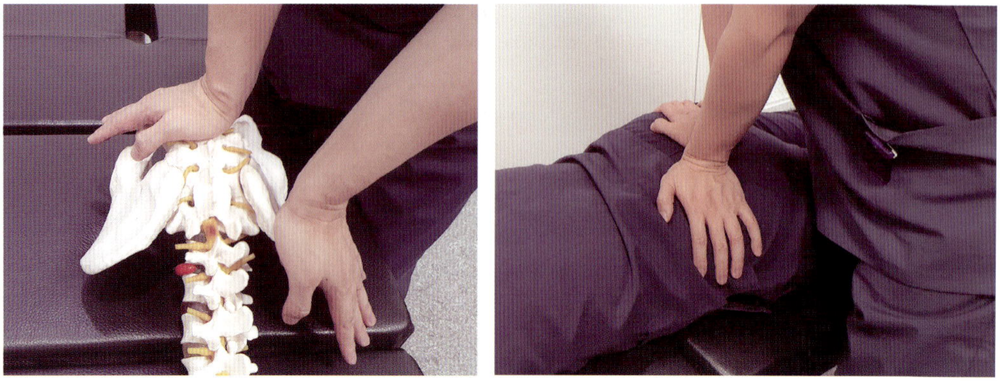

A 후방회전된 좌측 장골을 치료자의 좌측 손으로 접촉하고, 과도하게 고개숙임된 천골의 첨부를 치료자의 우측 손으로 접촉한다.

B 복와위에서 좌측 장골의 접촉점에 힘의 부하를 60%, 천골의 첨부에 힘의 부하를 40% 정도를 가해 드롭 교정을 시행한다.

[그림20-3] LOL 유형의 천골 비틀림에서 골반의 BDT

LOL 유형의 천골 비틀림에서 골반의 BDT 교정 순서는 아래와 같다.

첫 번째, 복와위에서 후방회전된 PS 변위의 좌측 장골을 전방으로 향해 드롭 교정을 시행한다.

두 번째, 좌측 손을 좌측 장골의 PSIS의 외측면에, 우측 손을 천골의 첨부(Apex)에 접촉하고 천골을 반대고개숙임하는 방향으로 드롭 교정을 시행한다.

세 번째, 좌측 장골의 접촉점에 힘의 부하를 60%, 천골의 첨부에 힘의 부하를 40% 정도 가한다.

골반의 BDT에서 천골의 첨부에 힘의 부하를 가하는 이유는 천골의 반대고개숙임을 유발하는 것이고, 좌측 장골에 힘의 부하를 가하는 이유는 후방회전된 좌측 장골을 전방으로 보내기 위한 것이다.

21장

불안정상태에서 BDT의 치료적 접근법

불안정상태에서 LOR 유형의 천골 비틀림은 천골의 우측 경사축을 중심으로 좌측으로 과도하게 회전이 발생하고, 천골의 반대고개숙임으로 인해 디스크내 과부하를 발생시키는 기능이상을 말한다. 양측 평발화 현상을 동반한 골반내 비틀림에서 LOR 유형의 천골 비틀림으로 인해 우측 장골의 전방회전과 좌측 장골의 후방회전이 발생하고, 우측 고관절의 과도한 내회전과 좌골 고관절의 상대적인 외회전이 발생하게 된다.

LOR 유형의 천골 비틀림에서 천골에 대한 치료적 접근법은 천골의 과도한 좌측 회전을 회복시키기 위해서 천골의 우측 회전을 발생시키는 것이고, 천골의 반대고개숙임을 회복시키기 위해서 천골의 고개숙임을 발생시키는 것이다. 치료 방향은 허리의 안정화를 위해 천골의 우측 회전과 고개숙임을 인위적으로 유발시키는 것이다.

LOR 유형의 천골 비틀림에서 장골에 대한 치료적 접근법은 양측 장골들의 균형을 조절시키기 위해서 복와위에서 좌측으로 후방회전된 장골을 전방으로 회전시키는 것이다. 치료 방향은 허리의 안정화를 위해 천골의 고개숙임과 함께 장골의 전방회전을 인위적으로 유발시키는 것이다.

측와위에서 좌측 장골의 전방회전을 통한 골반의 드롭 교정과 복와위에서 천골 기저부의 전방으로 향한 드롭 교정을 통해서 간접적으로 허리의 전만을 유도하고, 허리를 안정화시킨다. 그리고 이러한 측와위와 복와위에서의 드롭 교정은 천골의 고개숙임을 유도하고, 허리의 직접적인 자극으로 인하여 발생하는 디스크내 충격을 피할 수 있다.

LOR 유형의 천골 비틀림에서 BDT는 측와위에서 천골의 우측 회전과 고개숙임을 향해 드롭을 시행하고, 복와위에서 좌측 장골의 전방회전과 천골 고개숙임을 향해 드롭을 시행한다. LOR 유형의 천골 비틀림에서 천골의 우측 회전은 요추의 좌측 회전

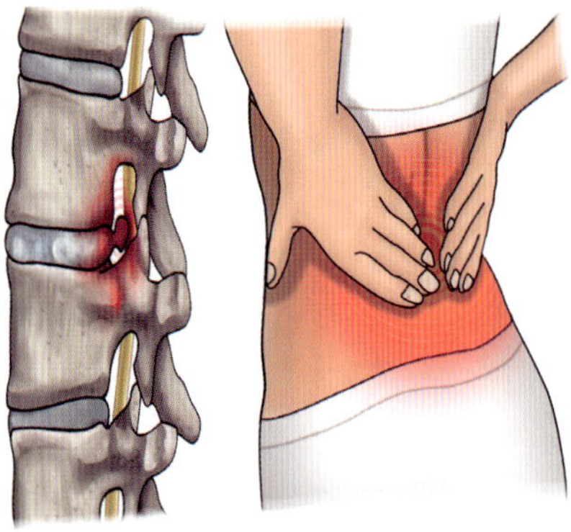

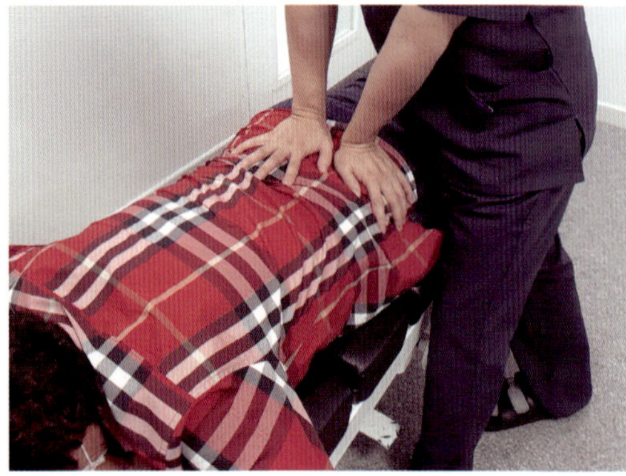

Ⓐ 디스크 팽윤이나 돌출로 인한 경막 또는 신경뿌리 자극은 극심한 허리 통증이나 좌골신경통이 발생된다. 이러한 증상이 있는 경우 일반적으로 드롭 교정은 금기로 여겨진다.

Ⓑ BDT는 직접적인 허리 자극을 가하지 않고 골반을 중심으로 교정하기 때문에 디스크 팽윤이나 돌출로 인한 증상에서 드라마틱한 효과를 기대할 수 있다.

[그림21-1] 일반으로 시행되는 드롭 교정에서 금기증

을 통해서 간접적으로 교정치료를 시행할 수 있다.

LOR 유형의 천골 비틀림에서 요추의 BDT 교정방향은 허리의 좌측 회전을 통해 천골의 우측 회전을 간접적으로 발생시키고, 허리의 신전 유지를 통해 천골의 고개숙임을 간접적으로 발생시킨다. 그리고 시술자는 장골의 AI 변위와 전방회전을 의미하는 페이버검사 양성인 환자의 우측 위치에 선다. 불안정상태에서 LOR 유형의 천골 비틀림은 페이버검사 양성인 우측의 천장관절에서 좀더 과하게 불안정한 상태로 유지되고, 따라서 허리에서 기인한 통증 발생 부위를 우측으로 생각할 수 있다.

LOR 유형의 천골 비틀림에서 요추의 BDT 교정 순서는 아래와 같다.

첫 번째, 우측을 기대고 누운 측와위에서 환자의 좌측 무릎을 구부려 곧게 뻗은 우측 발의 오금 부위에 올려놓는다.

두 번째, 천골의 우측 회전을 위해서 간접적으로 허리를 좌측으로 회전시킨다.

세 번째, 천골의 고개숙임 방향으로 교정하기 위해서 간접적으로 허리의 신전자세를 유지하여 요추의 드롭 교정을 시행한다.

네 번째, 치료자의 좌측 손은 환자의 어깨를 잡고 밀어서 고정시켜 허리의 좌측 회전을 유지한다.

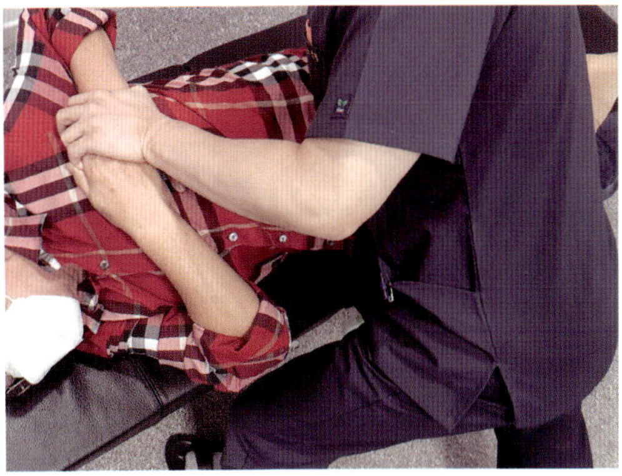

A 측와위에서 허리의 좌측 회전을 통해 우측 회전방향으로 천골을 교정하기 위해 환자의 좌측 어깨를 잡고 밀어서 고정한다.

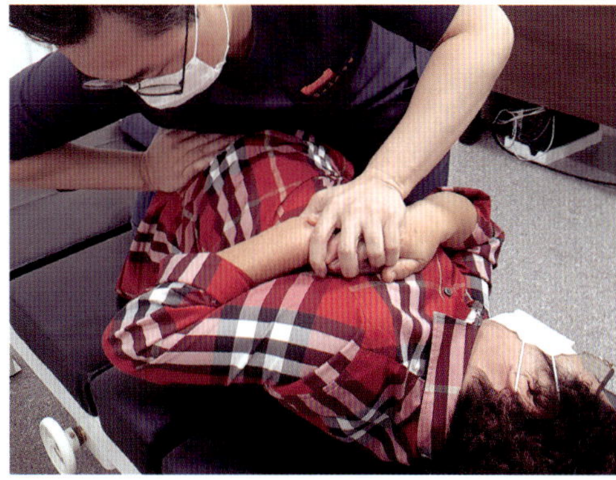

B 천골의 과도한 반대고개숙임을 교정하기 위해 좌측 엉덩이를 잡고 전방으로 밀고, 천골 고개숙임을 만들기 위해 치료자의 우측 손으로 환자의 좌측 장골을 고정한다.

[그림21-2] LOR 유형의 천골 비틀림에서 요추의 BDT

다섯 번째, 치료자의 우측 손은 엄지손가락이 환자의 발을 향하도록 하고 수근부를 천골의 좌측 기저부와 좌측 장골의 PSIS 사이에 접촉한 뒤 천골 좌측 기저부를 고개숙임시키는 방향으로 힘이 전달되도록 상완부의 방향을 유지한다.

여섯 번째, 다섯 번째와 같이 좌측 손과 우측 손으로 환자의 몸이 트위스트된 잠김현상을 만들어주고 허리의 신전 자세를 유지하며 드롭 교정을 시행한다.

일곱 번째, 여섯 번째 순서에 따라 환자의 좌측 장골에 접촉된 치료자의 우측 상완부의 전방으로 향하는 힘을 유지하면서 환자의 좌측 고관절에 상체의 힘을 실으면서 요추의 드롭 교정을 시행한다. 이때 드롭의 방향은 허리를 향하는 것이 아니라 천골 비틀림의 방향을 따라 우측 고관절을 향해 시행한다.

LOR 유형의 천골 비틀림에서 **골반의 BDT 교정** 순서는 아래와 같다.

첫 번째, 복와위에서 후방회전된 PS 변위의 좌측 장골을 전방으로 향해 드롭 교정을 시행한다.

두 번째, 좌측 손으로 좌측 장골의 PSIS에, 우측 손으로 천골의 기저부(Base)에 접촉하고 천골을 고개숙임하는 방향으로 드롭 교정을 시행한다.

세 번째, 좌측 장골에 힘의 부하를 80%, 천골의 기저부에 힘의 부하를 20% 정도 가

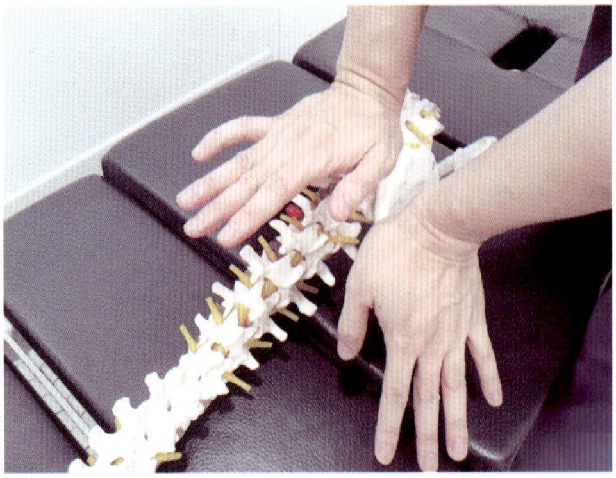

Ⓐ 후방회전된 좌측 장골을 치료자의 좌측 손으로 접촉하고, 반대고개숙임된 천골의 기저부를 치료자의 우측 손으로 접촉한다.

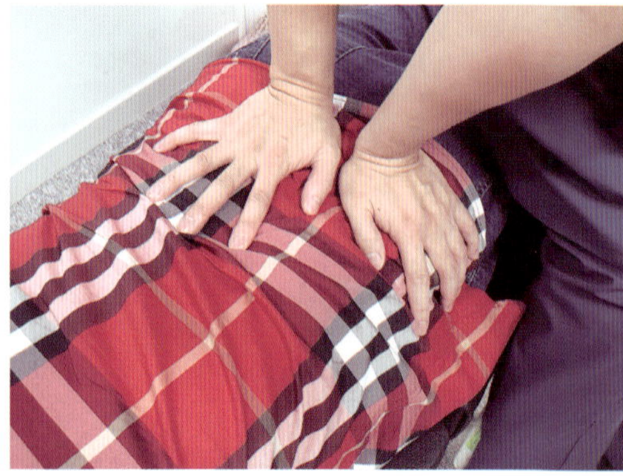

Ⓑ 복와위에서 좌측 장골의 접촉점에 힘의 부하를 80%, 천골의 첨부에 힘의 부하를 20% 정도를 가해 드롭 교정을 시행한다.

[그림21-3] LOR 유형의 천골 비틀림에서 골반의 BDT

한다.

골반의 BDT에서 천골의 기저부에 힘의 부하를 가하는 이유는 천골의 고개숙임을 유발하는 것이고, 좌측 장골의 힘의 부하를 가하는 이유는 후방회전된 좌측 장골을 전방으로 보내기 위한 것이다. 그리고 불안정상태에서 복와위 드롭 교정은 과민한 허리의 자극을 줄이기 위해서 천골의 기저부에 힘의 부하를 20% 정도 가하는 것이다.

22장

BDT의 임상 적용

아래 표22-1에 천골 비틀림 유형에 따른 BDT를 안정상태와 불안정상태에 따라 임상에서 좀더 쉽게 적용할 수 있도록 정리하였다.

	치료자 위치	요추 교정(측와위)	골반 교정(복와위)
LOL 유형의 천골 비틀림 (안정상태)	앙와위 시 환자의 우측 (페이버검사의 양성 및 상대적으로 통증이 있는 쪽이 우측)	① 허리의 굴곡과 좌측 회전을 유지 ② 천골의 반대고개숙임을 유지 ③ 좌측 골반위에서 드롭 교정	① 천골의 반대고개숙임을 위한 드롭 교정 ② 좌측 장골의 전방을 향한 드롭 교정 ③ 장골:천골 = 6:4
ROR 유형의 천골 비틀림 (안정상태)	앙와위 시 환자의 좌측 (페이버검사의 양성 및 상대적으로 통증이 있는 쪽이 좌측)	① 허리의 굴곡과 우측 회전을 유지 ② 천골의 반대고개숙임을 유지 ③ 우측 골반위에서 드롭 교정	① 천골의 반대고개숙임을 위한 드롭 교정 ② 우측 장골의 전방을 향한 드롭 교정 ③ 장골:천골 = 6:4
LOR 유형의 천골 비틀림 (불안정상태)	앙와위 시 환자의 우측 (페이버검사의 양성 및 상대적으로 통증이 있는 쪽이 우측)	① 허리의 신전과 좌측 회전을 유지 ② 천골의 고개숙임을 유지 ③ 좌측 골반위에서 드롭 교정	① 천골의 고개숙임을 위한 드롭 교정 ② 좌측 장골의 전방을 향한 드롭 교정 ③ 장골:천골 = 8:2
ROL 유형의 천골 비틀림 (불안정상태)	앙와위 시 환자의 좌측 (페이버검사의 양성 및 상대적으로 통증이 있는 쪽이 좌측)	① 허리의 신전과 우측 회전을 유지 ② 천골의 고개숙임을 유지 ③ 우측 골반위에서 드롭 교정	① 천골의 고개숙임을 위한 드롭 교정 ② 우측 장골의 전방을 향한 드롭 교정 ③ 장골:천골 = 8:2

[표22-1] BDT의 임상 적용

23장

2021년에 바라보는 AS와 PI란?

장골의 AS와 PI 변위는 짝다리교정을, 때로는 단족교정을 통해 수기치료가 보급된 이후 지금까지도 사용되고 있다. 일반적으로 복와위에서 간단한 단족검사 이후 드롭 교정을 시행하고, 드롭 교정의 경험적 효과를 바탕으로 순간적인 다리교정을 환자에게 보여주게 된다. 2차원적인 장골의 AS와 PI 변위는 순간적인 짝다리교정뿐 아니라 척추골반교정의 이론적 배경으로 합리적 의심 없이 수기치료 영역에서 다양하게 사용되고 있다.

골반내 비틀림을 동반한 단족증후군에서 단족은 회외족(Supinated Foot) 또는 까치발화 현상을 만들면서 장골의 PI 변위를 발생시키고, 장족은 회내족(Pronated Foot) 또는 평발화 현상을 만들면서 장골의 AS 변위를 발생시킨다. 그렇다 보니 장골의 PI 변위가 회외족과 단족을 의미하고, 단족이 회외족과 장골의 PI 변위를 의미해버리는 학문적 오류가 발생하게 된다.

장골의 AS와 PI 변위가 있는 짝다리 짚는 자세에서 생역학적으로 골반내 비틀림을 동반한 보행과 같은 움직임을 시작하거나 이어나가는 것은 현실적으로 어렵다. 그렇기 때문에 3차원적인 장골의 AS와 PI 변위는 단족증후군에서 이론적으로는 가능한 장단족 현상이지만, 임상에서는 양측 평발화 현상을 동반한 골반내 비틀림으로 인한 장단족을 좀더 흔하게 볼 수 있다.

임상에서 일반적으로 볼 수 있는 장골의 변위는 장골의 AS와 PI 변위를 의미하는 것이 아니라 골반내 비틀림으로 인한 장골의 AI와 PS 변위이다. 그리고 장골의 AI와 PS 변위는 생역학적으로 골반내 비틀림과 양측 평발화 현상을 통해 기능성 장단족을 발생시키게 된다. 또한 장골의 AI와 PS 변위가 일반적으로 볼 수 있는 동적 및 정적 자세패턴이지만 척추, 골반, 하지의 병적 상태나 기능적 장애에 따라 골반내 비틀림과 양측 평발화 현상으로 인한 기능성 장단족이 장골의 변위와 항상 일치하는 것은 아니다.

2021년까지 여전히 대한민국에서는 장골의 AS와 PI 변위를 통해 수기치료의 생역학적 기전을 이해하고자 한다. 학문은 합리적 추론을 통해 결론에 도달하는 것으로 안다. 또한 근골격계 질환에서 버젓이 행해지고 있는 경험적 치료에 묻고 싶다. 진단이 없는 치료가 존재할 수 있는지, 진단의 이론적 근거가 불명확한데 과연 치료할 수 있는지 의문이 든다.

2022년에는 장골의 AI와 PS 변위가 정의가 되는 세상이 아니라 내가 만든 가설로 인해 논쟁의 불씨라도 일어났으면 하는 바람이다.

부록1.
단족검사와 PI 변위

골반내 비틀림을 통한 각 장골의 AS와 PI 변위는 이론적인 형태이며
실제로 임상에서서는 드물다.
그렇다면 어떻게 단족을 PI 변위로 진단하여
기존의 드롭 테크닉의 치료대상으로 삼을 수 있었을까?
전방으로 향하는 드롭을 통해 단족은 어떻게 교정이 되었던 것일까?
기존에 단족을 PI 변위로 연결시킨 것에 대하여 의문이 있기에
해당 측 장골에 대한 드롭 테크닉이 단족의 장족으로의
변화를 준 효과에 대해
다른 시각으로 해석해보고자 한다.

1장

복와위에서 천골의 AS, PI 활주로 인한 단족의 현상

본 장에서는 PI 변위로 진단 후 전방으로의 드롭 테크닉을 통해 단족이 교정된 것과 같은 현상을 보인 이유에 대하여 골반내 신경학적 불균형의 관점으로 해석해보고자 한다.

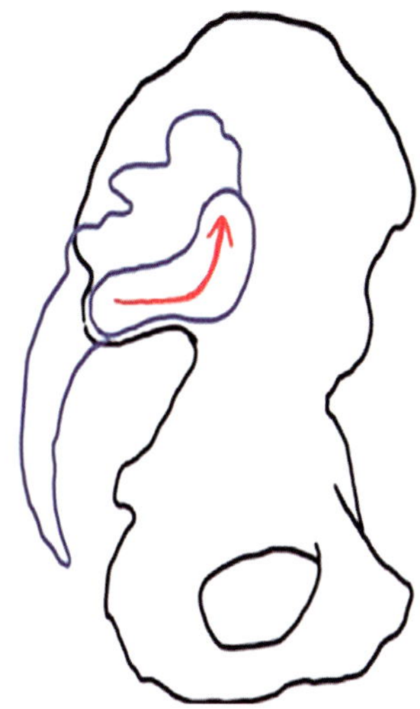

그림1. 천골 반대고개숙임으로 인한 AS 활주

복와위에서 골반의 전방경사로 인해 절대적인 장골의 전방회전이 발생하지만, 이에 대하여 천골의 상대적 반대고개숙임이 발생한다.

복와위에서는 골반의 전방경사, 즉 양측 장골이 전방회전된다. 이때 복와위에서 장골의 전방경사내의 전방회전에 대한 상대적인 천골의 반대고개숙임이 일어난다. 이때 천골의 AS 활주가 발생한다. 하지만 생역학적으로 천골의 반대고개숙임은 허리의 후만으로 인해 디스크 압력을 증가시키고, 요추의 불안정상태를 만든다.

이때 요추의 불안정상태에 대하여 우리 몸은 안정화를 위한 보상작용이 필요하다고 가정할 수 있다. 이때 개방성 힘사슬에 노출되어 있는 천골이 우세한 복와위에서의 골반내 움직임에서 허리의 전만을 위한 노력으로 천골의 고개숙임이 발생하게 된다고 볼 수 있다.

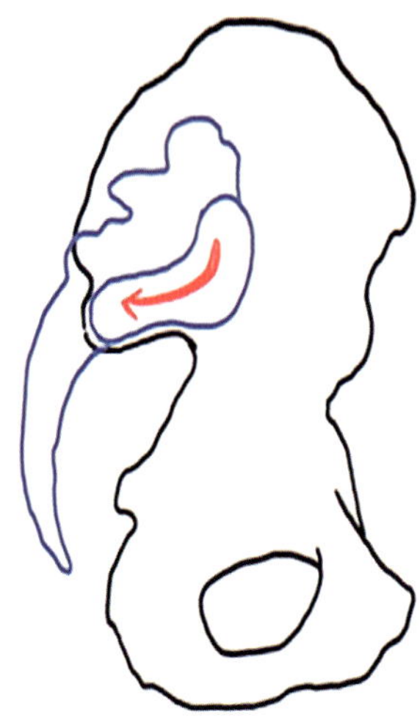

그림2. 천골 고개숙임으로 인한 PI 활주

천골의 고개숙임은 천장관절면에서 천골의 PI 활주를 발생시키고, 상대적인 장골의 후방회전되는 힘을 발생시킨다. 이때 장골의 상대적 후방회전이 단족을 만들게 된다. 이것은 복와위에서 실험적으로 알 수 있는데, 편측 장골을 후방회전시키면 단족이 발생된다. 따라서 복와위에서 단족의 발생은 골반내에서 발생하는 천골의 AS 활주와 안정화를 위한 과도한 PI 활주의 생역학적 충돌현상을 의미한다.

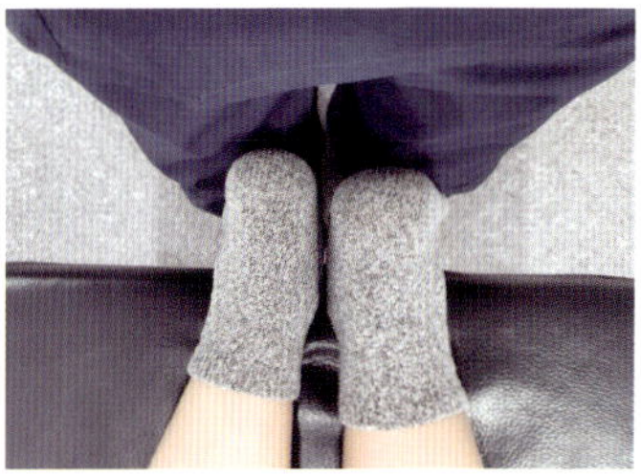

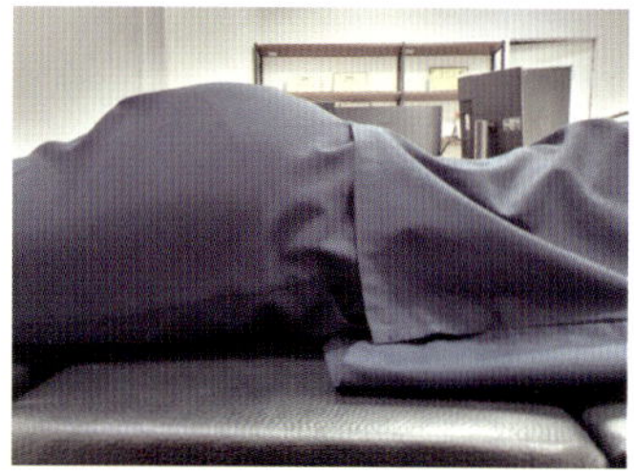

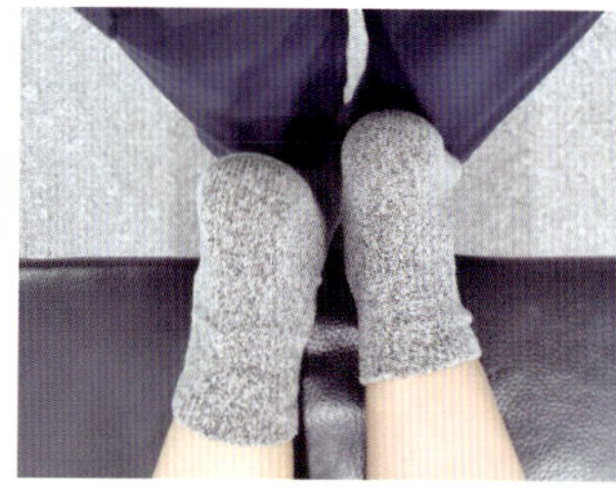

A 복와위 단족검사에서 좌측 하지의 단족이 보임

B 환자가 능동적인 우측 장골의 후방회전을 시행 후 허리 전만의 증가와 함께 우측 대퇴이두근의 과긴장이 발생

C 능동적인 우측 장골의 후방회전 후 인위적인 우측 하지의 단족이 발생

그림3. 복와위에서 실험적인 장골의 후방회전을 통한 다리 길이의 변화

톰슨테크닉이나 보편적으로 시행되는 짝다리교정에서 단족검사는 복와위에서 요추의 안정화를 위해 발생되는 천골 고개숙임 PI 활주에 대한 상대적 후방회전을 한 상태를 의미할 수 있다. 즉 골반이 PI 변위이기 때문에 단족으로 관찰되는 것이 아니고, 천골의 움직임의 방향(PI 활주)으로 인해 상대적 장골의 후방회전으로 단족이 관찰된다고 생각해볼 수 있다. 때문에 이러한 관점에서 폐쇄성 힘사슬에서 발생되는 단족의 여부를 복와위의 단족검사를 통해 해석하는 것은 학문적 오류를 만들 수 있다.

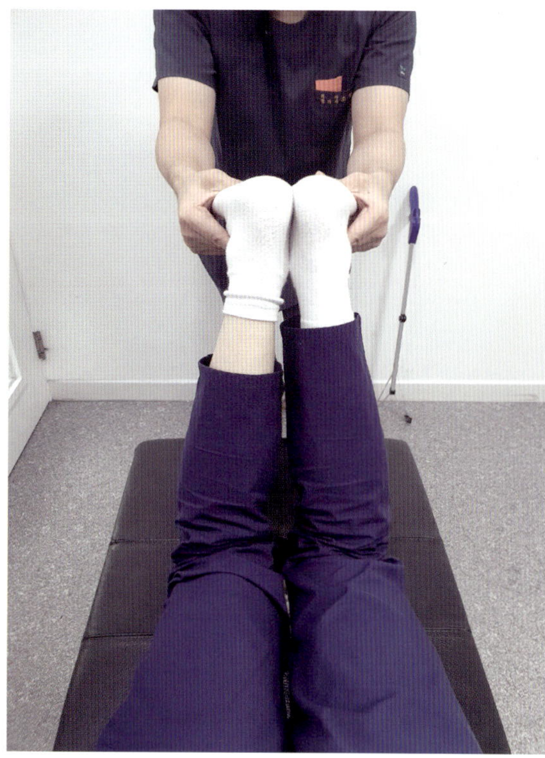

그림4. 톰슨테크닉에서 단족검사

생역학적인 다리 길이 차이를 검사하는 것이 아니라, 신경학적 불균형으로 인한 근육의 긴장상태를 검사하는 것이다.

2장

기존의 PI 변위에 대한 드롭 테크닉의 효과의 의미

—신경학적 불균형(Neurological Imbance)의 해소를 통한 단족의 교정효과

단족은 장골의 PI 변위로 인해 발생되지 않은 것이지만, 장골의 PI 변위와 대칭방향인 장골의 전상방으로 드롭 교정 후 단족의 변화를 관찰할 수 있다.

이러한 드롭 교정을 통한 단족교정의 효과는 무엇일까? 본 장에서는 기존의 드롭 테크닉이 이러한 신경학적 불균형을 일시적으로 해소한 효과로서 단족이 교정되는 것과 같은 효과를 나타낸 것임을 설명하고자 한다.

복와위에서 천골의 고개숙임에 의한 PI 활주는 골반의 전방경사를 유지한 상태에서 장골의 상대적 후방회전과 함께 단족을 만든다. 그리고 이때 복와위에서 단족을 유발하는 장골의 후방회전을 위해서는 하부 요추신전근과 대퇴이두근이 과긴장되어야 하고, 이때 허리 안정화를 위해 요추 전만은 증가된다. 실험적으로도 복와위에서 장골의 후방회전을 통해 인위적으로 단족이 발생할 때, 하부 요추신전근과 햄스트링 외측의 대퇴이두근이 과도하게 긴장되는 것을 관찰할 수 있다. 또한 이때 복와위에서의 골반의 전방경사 및 장골의 전방회전으로 대둔근에서는 장력성 긴장이 발생한다. 이렇게 복와위에서 허리 안정화를 위한 특징적 근육 불균형(Muscle Imbalance)을 초래하게 된다.

허리안정화를 위한 근육 불균형은 촉진된 신경신호의 과부하로 인해 하부 요추신전근의 긴장이 증가하고, 억제된 신경신호의 과부하로 인해 대둔근과 복근이 약화되면서 발생한다. 촉진된 신경신호의 과부하와 억제된 신경신호의 과부하로 인한 충돌현상으로 신경학적 불균형(Neurological Imbalance)이 발생하고, 상대적으로는 촉진된 신경신호의 과부하를 증가시킨다.

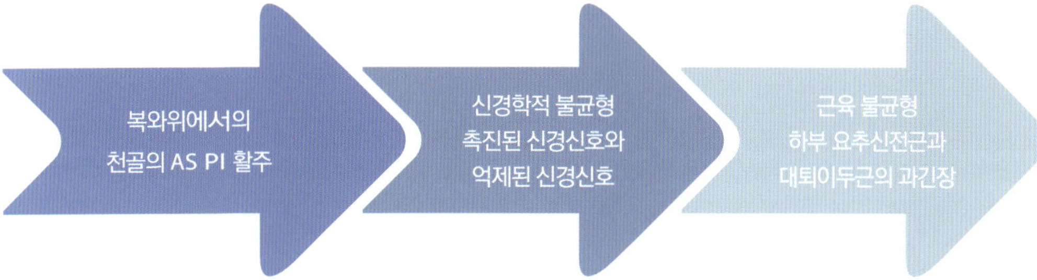

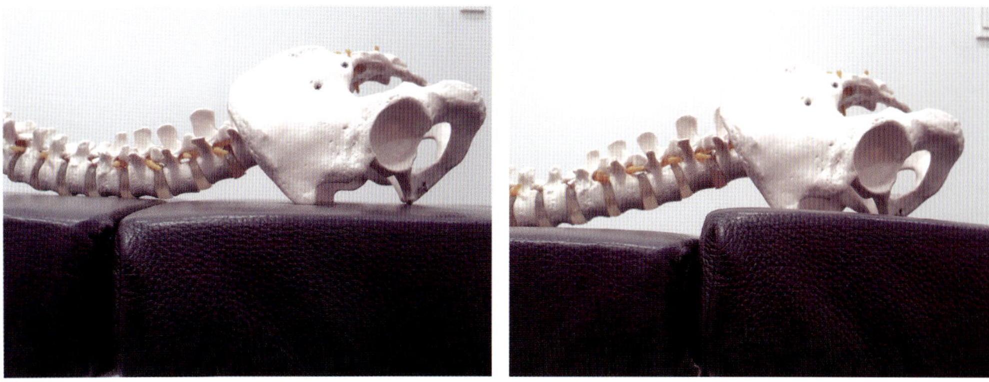

Ⓐ 드롭 교정 장치를 통해 골반을 들어 올리기 전에 허리의 전만을 유지

Ⓑ 드롭 교정 장치를 통해 골반을 들어 올린 후 허리의 후만과 장골의 후방회전을 증가시키고, 허리의 후만으로 인해 요추 불안정이 증가할 때 하부 요추 근육의 긴장이 증가한다. 드롭 교정 장치를 떨어트리면 근육들의 순간적인 신장반사로 인해 근긴장이 해소되면서 순간적으로 단족이 교정되는 것처럼 보인다.

그림5. 단족 교정에서 사용되는 드롭 교정 장치의 작동 기전

드롭 교정은 장치를 통해 골반을 들어 올리고 허리의 후만을 만든다. 이때 허리의 후만과 골반의 후방경사는 신경학적 불균형으로 인한 허리를 안정화시키는 하부 요추 근육의 효율성과 대퇴이두근의 활성화를 감소시키고 상대적으로 대둔근의 긴장을 순간적으로 유발한다.

그리고 '꽝' 하는 소리와 함께 순간적인 교정을 통해 골반을 들어 올린 후 긴장되었던 대둔근의 신장을 발생시킨다. 이후 순간적인 신장반사로 인한 대둔근의 수축은 하부 요추신전근과 대퇴이두근을 순간적으로 이완시키고, 신경학적 불균형의 해소를 통해 단족을 일시적으로 교정시킨다.

이러한 순간적 신장반사는 복와위에서 단족의 변화를 발생시키지만, 순간적인 반사를 통한 자극이기 때문에 잠깐의 보행 이후에 복와위에서 재검사를 하면 다시 동일하게 단족을 관찰할 수 있다.

이처럼 장골의 PI 변위라는 개념을 바탕으로 한 기존의 드롭 교정은 순간적 신장반사를 통한 신경학적 불균형의 해소로 인한 결과를 의미한다. 따라서 드롭 교정은 허리의 안정상태에서 그나마 단족의 변화를 순간적으로 보일 수 있다. 하지만 불안정상태에서 허리의 보호를 위해 과긴장된 근육을 순간적으로 이완시키면 오히려 불안정 상태를 과도하게 만들어 오히려 극심한 통증을 유발할 수 있다. 따라서 안타깝게도 임상에서 드롭 교정은 통증이 극심한 경막성 요통이나 디스크성 질환에서 금기증으로 여겨지고 있고, 자세교정과 같은 소극적인 치료로 이용되는 것이 현실이다.

이전 글에서 생역학적으로는 장골의 PI 변위는 일반적이지 않다는 것을 우리는 확인하였다. 하지만 단족검사를 통해 장골을 PI 변위로 진단하고 전방으로의 드롭 테크닉을 시행한다. 하지만 해당 장골은 PI 변위가 아니기 때문에 순간적인 단족은 교정되는 듯하나 드롭 교정의 효과가 지속되지는 못한다. 따라서 이러한 학문적 오류를 임상에 적용하는 것은 바람직하지 않다.

부록2.
내가 생각하는 생역학의 의미

—**Dr.Cho's** 생역학(**Biomechanics**)의
7가지 요점과 수기치료 및 자세의 의미

일반적으로 생역학을 공부하거나 이해하고자 할 때 첫 시작이 기준점을 만들고자 하는 것이다. 생역학을 마치 직관적으로 공부할 수 있는 영역으로 인식하고, 기준점을 통해 설명하고자 노력한다.

일반적으로 이학적 검사를 통한 생역학의 기준점을 객관적 근거로 사용한다. 하지만 일반적으로 시행되는 이학적 검사들은 상황과 조건에 따라 위양성과 위음성을 발생시키기 때문에 생역학의 기준점으로 쓰이기에는 한계가 명확하다.

그럼에도 생역학 분야에서 이학적 검사들을 통해 직관적인 기준점을 만들고자 하는 것이 현실이다. 이러한 이학적 검사들은 맞는 것 같으면서도 맞지 않고, 진단적 가치와 별개로 임상과는 분명 괴리된다.

생역학에서 이학적 검사를 할 때 "움직임 가동범위"를 의미하는 ROM이 자주 사용된다. ROM은 관절의 가동성을 평가하기 위한 기준점이 있는 검사로 생각할 수 있다.

하지만 생역학에서 가동성의 기준점을 설정할 수 있을까?

가동성의 기준점을 설정하기 위해서 비교의 대상이 필요하다. 우측이나 좌측을 통해 양측을 평가·비교하는 등 객관적인 기준을 만들고자 노력할 것이다. 또한 이러한 비교를 통해 관절 가동성의 기준점을 평가하는 것이 부족할 수 있기 때문에 부가적으로 기준점을 제시하고자 할 것이다.

관절 기능부전증은 움직임 장애와 통증이 발생하고, 관절 기능부전증에서 가동성의 문제는 움직임 장애를 통해 통증과 결부되어 발생된다. 그러므로 통증의 유무가 가동성의 부가적 기준점이 될 수 있다.

예로, 어깨에서 수동적 외회전 검사를 할 때 통증이 있으면서 ROM이 제한되거나 증가될 수 있고, 통증이 없으면서 ROM이 제한되거나 증가할 수 있다. 통증이 없이 관절의 ROM이 늘어날 때 유연성을 언급하곤 한다. 하지만 관절의 구조적 문제로 인해 관절 불안증이 있을 때도 이와 같은 현상이 발생될 수 있다. 또한 검사 시 상황과 조건에 따라 ROM의 평가 결과가 매번 달라질 수 있다. 그렇기 때문에 부가적으로 통증의 유무를 통해 관절의 가동성을 보고자 하는 의도와 별개로 다른 결과가 발생되기 때문에 객관적 평가로 시용하기가 힘들 수 있다,

페이버검사와 같은 이학적 검사를 할 때 양성이 나온 쪽 엉덩이에 얇은 종이 한 장을 놓아도 변화의 결과가 달라지는 것을 볼 수 있다. 그렇다면 임상에서 이러한 이학적 검사는 반드시 믿어야 할 대상인지, 아니면 제한적으로 받아들여야 할 대상인지 고민이 생기게 된다. 그러므로 이학적 검사를 통해 기준점을 제시하는 것은 생역학의 이해를 위해 반드시 필요한 것은 아니다. 결국 생역학에서 명확한 기준점을 제시할 수 없기 때문에 진단을 위한 이학적 검사들의 알고리즘을 만들고, 이를 통해 기준점을 제시하고자 노력하는 것이다. 알고리즘을 통한 이학적 검사들마다 위양성과 위음성을 나타내다 보니 결국 진단에 대한 자기합리화와 모순에 빠질 수 있게 된다.

무엇보다 생역학을 공부할 때 생역학적 현상을 구조적인 개념으로 공식화시키듯 동일시해버리는 결과를 범해서는 안 될 것이다. 생역학을 다룰 때 직관적인 접근이 때론 편할 수 있고 필요하지만 기능적 개념을 통해 상대적인 차이를 이해하는 것도 수반되어야 하는 것이다. 생역학은 상대적 개념을 통해 절대적인 가치를 입증해나가는 과정이라 말할 수 있다. 그렇기 때문에 생역학을 공부하기 위해서 직관적으로 공식화시키기보다는 상대적으로 평가하는 훈련을 해야 할 것이다.

Dr.Cho's 생역학(Biomechanics)의 7가지 요점: 진단과 치료의 시작

첫 번째, 병적, 치료적인 구조적 변화(Structural Deformity)는 움직임과 기능적으로 연결된 주변 관절들에 생역학적 과부하를 발생시킨다.

두 번째, 생역학적 과부하(Biomechanical Overload)는 근육의 긴장과 약화, 인대의 유착과 이완, 신경의 압박과 신장성 스트레스를 발생시킨다.

세 번째, 취약한 관절의 생역학적 과부하는 관절의 퇴행성 변화(Joint Degeneration)를 발생시킨다.

네 번째, 관절의 퇴행성 변화는 관절의 기능이상(Joint Dysfunction)을 발생시킨다.

다섯 번째, 관절의 기능이상은 정적, 동적 상태에서 통증(Pain)을 발생시킨다.

여섯 번째, 관절의 기능이상은 움직임 패턴 이상과 움직임 제한을 동반한 움직임 장애(Movement Impairment)를 발생시킨다.

일곱 번째, 구조의 변화(Structural Deformity)는 관절의 기능이상(Joint Dysfunction)을 발생시킨다.

"첫 번째, 병적·치료적인 구조적 변화(Structural Deformity)는 움직임과 기능적으로 연결된 주변 관절들에 생역학적 과부하를 발생시킨다."

골절이나 외상으로 인한 구조적 변화에서 정상적인 움직임이 발생할 수 없다. 움직임과 기능적으로 연결되는 관절들의 협응력(Coordination)이 톱니바퀴들처럼 조화롭게 작동되어야 하지만 병적인 구조적 변화로 인해 톱니바퀴들 중 하나라도 작동이 더디게 된다면 전체 톱니바퀴들의 부하가 증가될 것이다. 또한 척추측만증 수술이나 고관절치환술과 같은 치료를 위한 구조적 변화에서도 위와 같은 현상이 동일하게 발생할 수 있다.

"두 번째, 생역학적 과부하(Biomechanical Overload)는 근육의 긴장과 약화, 인대의 유착과 이완, 신경의 압박과 신장성 스트레스를 발생시킨다."

구조적인 변화는 움직임과 기능적으로 연결되는 관절들에 생역학적 과부하를 발생시킨다. 이러한 관절의 생역학적 과부하는 관절의 안정성을 손상시키고, 불안정에 대한 보호반응으로 신경의 촉진으로 인한 근육의 긴장과 억제로 인한 근육의 약화를 발생시킨다. 생역학적 과부하로 인한 관절의 불안정은 관절의 부정렬로 인해 일차적으로 인대를 이완시키고, 불안정에 대한 보상작용으로 병적인 인대의 유착을 발생시킨다. 그리고 관절의 불안정은 관절 사이로 주행하는 신경공을 병적으로 좁게 만들어 신경뿌리를 압박하고, 관절을 따라 주행하는 말초신경의 신장성 스트레스를 증가시켜 신경증상을 발생시킨다.

"세 번째, 취약한 관절의 생역학적 과부하는 관절의 퇴행성 변화(Joint Degeneration)**를 발생시킨다."**

구조적 변화로 인해 기능적으로 연결되는 관절들 중 안정성이 떨어지는 관절과 움직임을 볼 수 있다, 안정성이 떨어진 관절일수록 관절의 부정렬이 심화되고, 생역학적 과부하로 인해 움직일 때 관절내 충돌현상이 발생하고 관절의 퇴행을 초래한다.

"네 번째, 관절의 퇴행성 변화는 관절의 기능이상(Joint Dysfunction)**을 발생시킨다."**

관절의 퇴행성 변화는 관절의 부정렬로 인해 정상적인 관절의 기능을 저하시킨다. 관절의 기능저하는 움직임 장애를 초래하고, 지속적 기능저하는 통증을 동반한 움직임 장애를 발생시킨다. 관절의 퇴행성 변화로 인한 관절의 기능이상은 움직임 장애와 통증을 발생시킨다.

"다섯 번째, 관절의 기능이상은 정적, 동적 상태에서 통증(Pain)**을 발생시킨다."**

관절의 기능이상은 움직일 때 관절의 부정렬에 의한 충돌로 통증을 발생시킬 수 있고, 움직임과 관계없이 관절 주변에 있는 연부조직의 과민현상으로 통증을 유발할 수 있다.

"여섯 번째, 관절의 기능이상은 움직임 패턴 이상과 움직임 제한을 동반한 움직임 장애(Movement Impairment)**를 발생시킨다."**

관절의 기능이상은 움직임과 기능적으로 연결된 관절들의 협응력 장애로 인해 근육의 조절 능력 이상을 초래하고 관절의 움직임 패턴 이상을 발생시킨다. 또한 관절의 불안정에 대한 보상작용으로 병적인 관절의 유착은 움직임 제한을 발생시킬 수 있다.

"일곱 번째, 구조의 변화(Structural Deformity)**는 관절의 기능이상**(Joint Dysfunction)**을 발생시킨다."**

생역학적인 치료는 구조의 변화를 목적으로 시행되는 것이 아니라 관절의 기능이상을 회복시키는 데 초점을 두어야 한다. 그렇기 때문에 생역학적 접근법은 틀어진 척추를 정상화시키고자 하는 생각보다는 틀어진 척추로 인해 발생되는 기능이상을 회복시키는 쪽으로 접근하는 것이 바람직할 것이다.

수기치료의 의미

생역학적 치료는 대부분 수기치료를 통해서 시행된다. 수기치료는 경험치료를 간과할 수 없지만, 단지 경험치료만을 우선할 수 없다. 그렇기 때문에 수기치료 영역에서 경험적 지식뿐만 아니라 생역학의 과학적 원리를 통해 진단과 치료의 소양을 늘려나가야 한다. 자칫 경험치료에 치중하게 되면 손으로 하는 치료 특성상 매번 진단과 치료가 같아지는 매너리즘에 빠질 수 있다. 이러한 이유로 진단과 치료 적응증이 단족현상, 장골의 PI 변위, 후방염전 등으로 국한되고 마는 어이없는 일들이 벌어지게 되는 것이다.

생역학에서 자세의 의미

일반인의 눈에 그림Ⓐ는 단순한 한 장의 나체 사진으로 보일 수 있다. 하지만 근골격계 질환에서 근육의 문제가 통증의 원인이라 생각하는 의사의 눈에는 근육의 긴장과 약화로 인한 근육 불균형의 결과로 보일 수 있고, 사진의 모습을 정적 자세의 이상으로 이해할 수 있다. 움직임이 없는 정적 자세에서 통증의 원인을 양측 어깨의 높이, 양측 골반의 균형, 양측 무릎의 높이, 척추의 균형, 양측 견갑골의 위치, 양측 발의 위치 등과 연결 지어 생각할 수 있다.

또한 나와 같은 의사의 눈에는 그림Ⓑ와 같이 움직임에서 발생되는 수많은 동적인 자세들 중 한 컷의 정적 자세로 그림Ⓐ가 인식될 수 있다. 그렇기 때문에 생역학에서 정적 자세는 존재하지 않고, 정적 자세는 동적 자세의 한 부분으로 생각할 수 있다. 즉 움직임과 기능적으로 연결된 관절들의 기능이상은 근육의 보상작용으로 인해 특징적인 자세 패턴을 만든다. 움직이지 않는 자세의 한 컷은 움직임과 기능적으로 연결되는

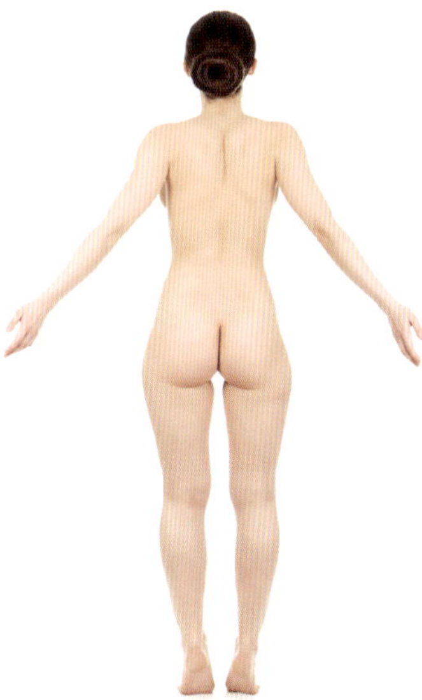

그림 Ⓐ

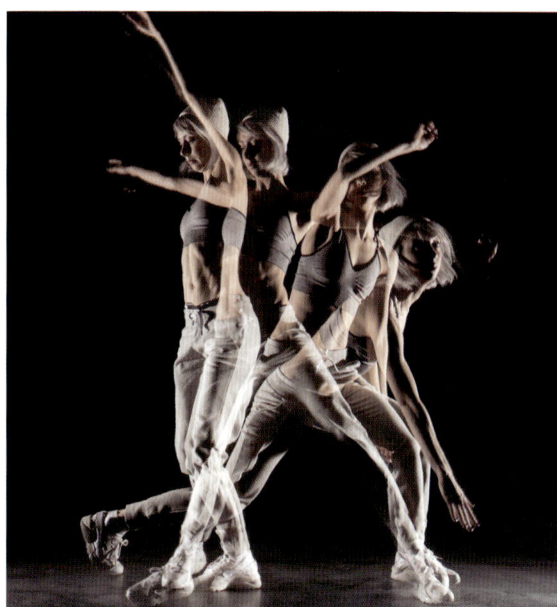

그림 Ⓑ

선상의 한 장면을 의미하기에 움직임과 기능적으로 연결되는 관절의 기능적 평가를 고려해야 한다.